北京一零一中生态智慧教育丛书——课堂教学系列

丛书主编　陆云泉　熊永昌

# 中学生体育运动中的
# 医务监督与运动损伤处理

ZHONGXUESHENG TIYU YUNDONG ZHONG DE
YIWU JIANDU YU YUNDONG SUNSHANG CHULI

周祎　等　编著

北京理工大学出版社
BEIJING INSTITUTE OF TECHNOLOGY PRESS

版权专有　侵权必究

### 图书在版编目（CIP）数据

中学生体育运动中的医务监督与运动损伤处理 / 周祎等编著． -- 北京：北京理工大学出版社，2025.5.
ISBN 978 - 7 - 5763 - 5318 - 1

Ⅰ．R87

中国国家版本馆 CIP 数据核字第 20250EQ299 号

| | |
|---|---|
| **责任编辑**：刘汉华 | **文案编辑**：邓　洁 |
| **责任校对**：周瑞红 | **责任印制**：李志强 |

出版发行 / 北京理工大学出版社有限责任公司
社　　址 / 北京市丰台区四合庄路 6 号
邮　　编 / 100070
电　　话 / (010) 68944439（学术售后服务热线）
网　　址 / http://www.bitpress.com.cn
版 印 次 / 2025 年 5 月第 1 版第 1 次印刷
印　　刷 / 廊坊市印艺阁数字科技有限公司
开　　本 / 710 mm × 1000 mm　1/16
印　　张 / 10.75
字　　数 / 125 千字
定　　价 / 58.00 元

图书出现印装质量问题，请拨打售后服务热线，负责调换

# 丛书序

教育事关国计民生，是国之大计，党之大计。

北京一零一中是北京基础教育名校，备受社会的关注和青睐。自1946年建校以来，取得了丰硕的办学业绩，学校始终以培养"卓越担当人才"为己任，在党的"教育必须为社会主义现代化建设服务，为人民服务，必须与生产劳动和社会实践相结合，培养德智体美劳全面发展的社会主义建设者和接班人"的教育方针指引下，立德树人，踔厉奋发，为党和国家培养了一大批卓越担当的优秀人才。

教育事业的发展离不开教育理论的指导。时代是思想之母，实践是理论之源。新时代的教育需要教育理论创新。北京一零一中在传承历史办学思想的基础上，依据时代教育发展的需要，守正出新，走过了自己的"教育理论"扬弃、创新过程。

学校先是借鉴了苏联教育家苏霍姆林斯基的"自我教育"思想，引导师生在认识自我、要求自我、调控自我、评价自我、发展自我的道路上学习、成长。

进入21世纪以来，随着教育事业的飞速发展，学校在继续践行"自我教育"思想的前提下，开始探索"生态智慧"课堂，建设"治学态度严谨、教学风格朴实、课堂氛围民主、课堂追求高远"的课堂文化，赋予课堂以"生态""智慧"属性，倡导课堂教学的

"生态、生活、生长、生命"观和"情感、思想、和谐、创造"性，课堂教学设计力求情景化、问题化、结构化、主题化、活动化，以实现"涵养学生生命，启迪学生智慧"的课堂教学宗旨。

2017年党的十九大召开，教育事业进入了"新时代"，北京一零一中的教育指导思想由"生态智慧"课堂发展为"生态智慧"教育。北京一零一人在思考，在新的历史条件下发展什么样的基础教育，怎样发展中国特色、国际一流的基础教育这个重大课题。北京一零一人在探索中进一步认识到，"生态"意味着绿色、开放、多元、差异、个性与各种关系的融洽，所以"生态教育"的本质即尊重规律、包容差异、发展个性、合和共生；"智慧"意味着点拨、唤醒、激励、启迪，所以"智慧教育"的特点是启智明慧，使人理性求真、至善求美、务实求行，获得机智、明智、理智、德智的成长。

2019年5月，随着北京一零一中教育集团成立，学校办学规模不断扩大，学校进入集团化办学阶段，对"生态智慧"教育的思考和认识进一步升华为"生态智慧"教育。因为大家认识到，"生态"与"智慧"二者的关系不是互相割裂的，而是相互融通的，"生态智慧"意味着从科学向智慧的跃升。"生态智慧"强调从整体论立场出发，以多元和包容的态度，欣赏并接纳世间一切存在物之间的差异性、多样性和丰富性；把整个宇宙生物圈看成一个相互联系、相互依赖、相互存在、相互作用的一个生态系统，主张人与植物、动物、自然、地球、宇宙之间的整体统一；人与世界中的其他一切存在物之间不再是认识和被认识、改造和被改造、征服和被征服的实践关系，而是平等的对话、沟通、交流、审美的共生关系。"生态智慧"教育是基于生态学和生态观的智慧教育，是依托物联网、云计算、大数据、泛在网络等信息技术所打造的物联化、智能化、泛在化的教育生态智慧系统；实现生态与智慧的深度融合，实现信息技术与教育教学的深度融合，致力于教育环境、教与学、教育教学管理、教育科研、教育服务、教育评价等的生态智慧化。

学校自2019年7月第一届集团教育教学年会以来，将"生态智慧"教育赋予"面向未来"的特质，提出了"面向未来的生态智慧教育"思想。强调教育要"面向未来"培养人,要为党和国家培养"面向未来"的合格建设者和可靠接班人,要教会学生面向未来的生存技能,包括学习与创新技能、数字素养技能和职业生活技能,要将学生培养成拥有创新意识和创新能力的拔尖创新人才。

目前,"面向未来的生态智慧教育"思想已逐步贯穿办学的各领域、各环节,基本实现了"尊重规律与因材施教的智慧统一""学生自我成长与学校智慧育人的和谐统一""关注学生共性发展与培养拔尖创新人才的科学统一""关注学生学业发展与促进教师职业成长的相长统一"。在"面向未来的生态智慧教育"思想的指导下,北京一零一中教育集团将"中国特色国际一流的基础教育名校"确定为学校的发展目标,将"面向未来的卓越担当的拔尖创新人才"作为学校的学生发展目标,将"面向未来的卓越担当的高素质专业化创新型的生态智慧型教师"明确为教师教育目标。

学校为此完善了教育集团治理的"六大中心"的矩阵式、扁平化的集团治理组织;研究制定了"五育并举""三全育人""家庭—学校—社会协同育人""线上线下—课上课后—校内校外融合育人""应试教育—素质教育—英才教育融合发展"的育人体系;构建了"金字塔式"的"生态智慧"教育课程体系;完善了"学院—书院制"的课程内容建设及实施策略建构;在教育集团内部实施"六个一体化"的"生态智慧"管理,各校区在"面向未来的生态智慧教育"思想指引下,传承自身文化,着力打造自身的办学特色,实现各美其美、美美与共。

北京一零一中教育集团着力建设了英才学院、翔宇学院、鸿儒学院和 GITD(Global Innovation and Talent Development)学院,在学习借鉴生态学与坚持可持续生态发展观的基础上,追求育人方式改革,开展智慧教育、智慧教学、智慧管理、智慧评价、智慧服务等实验,着力打造了智慧教研、智慧科研和智慧学研,尤其借助国家自然科学基金项目《面向大中学智慧衔接的动态学生画像和智能学业规划》和国家社会科学基金项目《基础教育集团化办学中学校内部治理体系和治理能力建设研究》的研究,加快学校的"生态智

"慧"校园建设，借助2019年和2021年两次的教育集团教育教学年会的召开，加深了全体教职员工对于"面向未来的生态智慧教育"思想的理解、认同、深化和践行。

目前，"面向未来的生态智慧教育"思想已深入人心，成为教育集团教职员工的共识和工作指导纲领。在教育教学管理中，自觉坚持"道法自然，各美其美"的管理理念，坚持尊重个性、尊重自然、尊重生命、尊重成长的生态、生活、生命、生长的"四生"观；在教师队伍建设中，积极践行"启智明慧，破惑证真"的治学施教原则，培养教师求知求识、求真求是、求善求美、求仁求德、求实求行的知性、理性、价值、德性、实践的"智慧"观；在拔尖创新人才培养中，立足"面向未来"，培养师生能够面向未来的信息素养、核心素养、创新素养等"必备素养"和学习与创新、数字与AI运用、职业与生活等"关键能力"。

北京一零一中教育集团注重"生态智慧"校园建设，着力打造面向未来的"生态智慧"教育文化。在"面向未来的生态智慧教育"思想的引领下，各项事业蓬勃发展，育人方式深度创新，国家级新课程新教材实施示范校建设卓有成效；"双减"政策抓铁有痕，在借助"生态智慧"教育手段充分减轻师生过重"负担"的基础上，在提升课堂教学质量、高质量作业设计与管理、供给优质的课后服务等方面，充分提质增效；尊重规律、发展个性、成长思维、厚植品质、和合共生、富有卓越担当意识的"生态智慧"型人才的培养成果显著；面向未来的卓越担当型的高素质专业化创新型的"生态智慧"型教师队伍建设成绩斐然；教育集团各校区各中心的内部治理体系和治理能力建设成绩突出；学校的智慧教学，智慧作业，智慧科研，智慧评价，智慧服务意识、能力、效率空前提高。北京一零一中教育集团在"面向未来的生态智慧教育思想"的引领下正朝着"生态智慧"型学校迈进。

为了更好地总结经验、反思教训、创新发展，我们启动了"面向未来的生态智慧教育"丛书编写。丛书分为理论与实践两大部分，分别由导论、理论、实践、案例、建议五篇章构成，各部分由学校发展中心、教师发展中心、学生发展中心、课程教学中心、国际教育中心、后勤管理中心及教育集团下辖的十二个校区的相关研究理论与实践成果构成。

  本套丛书的编写得益于教育集团各个校区、各个学科组、广大干部教师的共同努力，在此对各位教师的辛勤付出深表感谢。希望这套丛书所蕴含的教育教学成果能够对海淀区乃至全国的基础教育有所贡献，实现教育成果资源的共享，为中国基础教育的发展提供有益的借鉴和帮助。

中国教育学会副会长
北京一零一中教育集团总校长
中国科学院大学基础教育研究院院长

# 序

  作为北京一零一中的校长，当我得知我校体育教师周祎博士凝聚多年科研与实践心血的专著《中学生体育运动中的医务监督与运动损伤处理》即将付梓，欣喜之情油然而生。周祎博士专业基础深厚扎实，始终坚守中学体育教学一线，其研究一直扎根于广大青少年体育活动的真实场景。这种卓越的"双重身份"所淬炼出的著作，正是我校校训"百尺竿头，更进一步"的现实写照。

  中学生正处于身心蓬勃发展的关键阶段，体育运动是其健康成长不可或缺的基石。然而，如何科学、有效地预防运动损伤，并在意外发生时给予及时、正确的处理，始终是萦绕在广大教育工作者、学生和家长心头的现实关切。周祎博士的这部著作，正是以高度的专业自觉和深沉的教育情怀精准应对这些问题。书中，从运动前的科学评估筛查，到运动过程中的严密生理监控，再到运动后的科学恢复指导，环环相扣，为体育教学与训练织就了一张严密的"安全网"，宛如为体育教师和校医配备了即取即用的"专业急救包"，切实体现了"预防为主、生命至上"的核心原则，为一线体育教师和学校管理者提供了极具价值的理论指引与实践参照。

  本书既是中学生体育运动医务监督领域的权威专著，更是体育教育工作者精进专业能力、筑牢校园安全防线的必备工具。内容涵盖运动风险防控体系构建、教学安全管理策略及健康促进方案，为学校体育工作决策者提供了科学指引，助力班主任建立健康管理新视角，更为家长指导青少年科学锻炼提供了实践指南。它不仅体现了"走进一零一，幸福你一生"的教育理念，更深刻呼应了新时代对学校体育"享受乐趣、增强体质、健全人格、锤炼意志"四位一体目标的更高要求。

我由衷期待周祎博士这部著作，能如春风化雨般惠及千校万师，让科学的医务监督与专业的损伤处理知识普及开来，成为保障中学生体育安全、守护运动健康的坚强基石，让我们的孩子得以在科学护航的运动天地中，更自信地挥洒汗水，强健体魄，锤炼意志，绽放生命活力。而这也正是我们所有教育工作者矢志不渝的理想。

谨此为序，向周祎博士致以诚挚的祝贺，也向所有默默守护青少年运动安全的校园护航人致以崇高敬意！

北京一零一中书记、校长　熊永昌

# 前　言

2019年9月2日，国务院办公厅印发《体育强国建设纲要》（以下简称《纲要》），《纲要》提出，到2035年，参加体育锻炼人数达到45%以上，《国民体质测定标准》合格率超过92%。青少年是国家的未来，体育运动则是塑造青少年强健体魄与坚韧品格的重要途径。近年来，随着"健康中国"战略的推进和学校体育改革的深化，中学生体育活动呈现出参与人数激增、运动形式多样、训练强度提升的显著趋势。然而，在校园体育蓬勃发展的背后，一个不容忽视的现实是：运动损伤发生率逐年上升，医务监督体系尚不完善，应急处理能力亟待提升。根据教育部2022年发布的《全国校园体育安全报告》显示，我国中学生年均运动损伤发生率已达12.3%，其中膝关节扭伤、踝关节挫伤、肌肉拉伤等常见损伤占七成以上，更有部分案例因处置不当造成二次伤害甚至终身影响。

正是基于这样的时代背景与现实需求，我们组织编写了这本《中学生体育运动中的医务监督与运动损伤处理》。本书立足于中学生身心发展特点，结合国内外研究成果与一线教学实践经验，系统构建了校园体育运动安全防护的"预防—监测—处置—康复"全链条知识体系。全书内容既包含部分基础医学理论，又注重实践操作指导；既着眼当下校园实际，又前瞻未来发展趋势。我们期望通过这本书，为构建科学化、规范化的校园体育医务监督体系提供专业支撑，为保障青少年运动安全筑起坚实防线。

本书的编写者均为一线体育教师，将常年的体育教学过程中所遇到的相关问题经过科学归纳和总结，并参考体育医务监督和医学相关知识进行编写。本书在编写过程中始终坚持三个核心理念：一是科学性与实用性的统一，所有推荐方法均经过循证医学验证；二是专业性与普及性的平衡，在保持医学严谨性的同时，采用流程图、记忆口诀、情景模拟等易于传播的形式；三是传统经验与实用性操作手段相融合，既传承行之有效的传统急救技术，又展示了行之有效的简易操作手段。

本书的适用对象具有多元性：对于体育教师，可作为日常教学的医务指导手册；对于校医团队，能系统提升运动医学处置能力；对于学生自身，可学习基础的自救互救技能；对于教育管理者，则为制定体育安全政策提供参考依据。

本书由曾志学负责第一章中的"一、主观感觉"相关内容；姚宇负责第一章中的"二、客观检查"相关内容；程国良负责第二章中的"三、球类运动"相关内容；胡路负责第二章中的"一、跑"和"二、游泳"相关内容；乔艳洁负责第二章中的"四、健美操运动"相关内容；韩颖负责第三章中的"一、运动前的注意事项"相关内容；谭明琼负责第三章中的"二、运动中的不适症状及注意事项"相关内容；其他章节的内容及全书的统编定稿工作由周祎负责。

限于编者的专业视野与实践经验，书中难免存在疏漏之处，恳请广大读者提出宝贵意见。让我们携手为青少年体育运动筑起科学防护的长城，让青春在安全的环境中绽放最绚丽的光彩。

编　者

# 目 录

## 第一部分 中学生运动中的医务监督

**第一章 中学生日常体育锻炼中的自我监督** 　3

　　一、主观感觉 　3
　　二、客观检查 　6

**第二章 常见项目的医务监督** 　9

　　一、跑步 　9
　　二、游泳 　10
　　三、球类运动 　11
　　四、健美操运动 　12
　　五、冰雪运动 　12

**第三章 中学生运动过程中应注意的事项** 　15

　　一、运动前的注意事项 　15
　　二、运动中的不适症状及注意事项 　19

三、运动后疲劳的消除　　　　　　　　　　23
四、运动场地、用具和服装的要求　　　　26
五、运动量合理安排　　　　　　　　　　28

## 第四章　中学生体格检查　　　　　　　　　33

一、一般史和伤病史　　　　　　　　　　33
二、体姿检查　　　　　　　　　　　　　34
三、体型检查　　　　　　　　　　　　　39
四、身体成分、体型、骨龄　　　　　　　48
五、心血管功能的评价　　　　　　　　　51
六、心肺功能负荷试验　　　　　　　　　55
七、神经系统机能检查　　　　　　　　　60

# 第二部分　常见运动损伤、疾病的预防和处理

## 第一章　运动性疾病的防治　　　　　　　　65

一、过度紧张　　　　　　　　　　　　　65
二、延迟性肌肉酸痛　　　　　　　　　　68
三、运动中腹痛　　　　　　　　　　　　69
四、运动性贫血　　　　　　　　　　　　70
五、运动性昏厥　　　　　　　　　　　　71
六、肌肉痉挛　　　　　　　　　　　　　72
七、运动中暑　　　　　　　　　　　　　73
八、低血糖症　　　　　　　　　　　　　74
九、岔气　　　　　　　　　　　　　　　75
十、重力性休克　　　　　　　　　　　　76
十一、游泳抽筋　　　　　　　　　　　　79
十二、溺水　　　　　　　　　　　　　　81

| | |
|---|---|
| 十三、脊柱侧弯 | 84 |
| 十四、"八字脚" | 86 |
| 十五、晕动病 | 88 |

## 第二章　运动损伤的产生及预防　　　　　　　　91

| | |
|---|---|
| 一、运动损伤产生的原因 | 91 |
| 二、运动损伤的预防 | 92 |
| 三、中学生锻炼、比赛中防止运动创伤 | 96 |

## 第三章　常见运动损伤的处理　　　　　　　　　101

| | |
|---|---|
| 一、常见运动损伤 | 101 |
| 二、常见运动损伤的基本处理方法 | 102 |
| 三、具体运动损伤的处理方法 | 104 |

## 第四章　急救知识　　　　　　　　　　　　　　121

| | |
|---|---|
| 一、急救的定义、原则和注意事项 | 121 |
| 二、急救方法 | 123 |

## 第五章　中学生常见疾病的体育疗法　　　　　　131

| | |
|---|---|
| 一、糖尿病的体育疗法 | 131 |
| 二、慢性气管炎的体疗 | 132 |
| 三、支气管哮喘的体疗 | 133 |
| 四、关节炎的体疗 | 135 |
| 五、慢性肝炎的医疗体育 | 136 |
| 六、慢性胃炎的体疗 | 137 |
| 七、神经衰弱的医疗体育 | 138 |
| 八、健目的体育疗法 | 140 |
| 九、痛经的体育疗法 | 143 |

十、颈椎病的体育疗法　　146
十一、失眠的体育疗法　　148

## 第六章　运动性疲劳的产生及消除　　151

一、运动性疲劳发生的部位　　151
二、运动性疲劳产生的原因　　152
三、判断运动性疲劳的简易方法　　153
四、运动性疲劳的消除　　153

# 第一部分

# 中学生运动中的医务监督

# 第一章
# 中学生日常体育锻炼中的自我监督

中学生日常体育锻炼中的自我监督是指参加体育锻炼的中学生，在体育运动过程中对自己身体的健康和功能状况经常进行观察并定期记录，供其自我参考的一种方法。它是体格检查材料的重要补充，也是间接评定运动量大小、调整锻炼计划、防止过度疲劳、预防运动伤病和早期发现过度练习的有效措施，有利于提高健康水平，并为合理安排体育教学和练习提供了重要的依据。

自我监督的内容包括主观感觉和客观检查两个方面[①]。

## ■ 一、主观感觉

### （一）一般感觉

一般感觉反映了人体的功能状况，尤其是反映中枢神经系统功能状况。身体健康的人，总是感到精力充沛，但在患病或过度

---

① 李红. 浅谈学校体育中长跑项目机能监控的应用心得 [J]. 田径，2013，(8): 56-57.

练习后，就会感到精神萎靡不振、容易激动等。当中学生在记录时，若精力充沛，可记为"良好"；若精神萎靡不振、容易激动，可记为"不好"；若精神状况一般，但又没出现上述不良现象时，则可记为"平常"。

### （二）锻炼心情

运动心情与精神状况是密切相关的。一个心情愉快、乐意参加运动的人，若出现对运动不感兴趣，表示冷淡或厌倦，则可能是运动方法不当或疲劳的表现，也可能是运动量过度的早期征象。中学生根据个人的运动心情，可分别记录为"喜欢锻炼""愿意练习""不想练习""冷淡"或"厌倦"等[①]。

### （三）不良感觉

中学生经常会有这样的感觉：在剧烈运动或比赛后，由于机体疲劳，多数人都有肌肉酸痛、四肢无力等不良感觉，这是正常的生理现象，经过适当的休息后，这些现象会很快消失，体能越好，这些现象消失得就越快。但是，在运动中或运动后，除出现上述现象外，还有头痛、头晕、恶心、气喘、胸痛或其他部位的疼痛，则表示运动量过大或健康状况不良。在记录时应写清具体感觉。

### （四）睡眠

经常运动的人，尤其是中学生，睡眠应该是良好的，表现为入睡快、睡得熟、少梦或无梦、醒后精神抖擞、精力充沛。如果出现失眠、屡醒、多梦或嗜睡、次日清晨精神不振等现象，不仅会影响体育锻炼，更会影响文化课的学习，出现这样的情况则应检查运动

---

① 陈思路. 城市公园中的休闲制约研究初探 [D]. 武汉：华中农业大学, 2008.

时间是否适宜和运动量是否适当。在记录时分别填写"良好""一般""入睡迟""易醒""多梦""失眠"等①。

### （五）饮食

体育运动过程中，能量消耗较多，经常参加体育锻炼的中学生一般来说食欲较好，但运动刚结束就立即进餐，则食欲较差。如果在正常进食时间内出现食欲减退、容易口渴等现象时，可能与过度练习或健康状况不良有关。记录时可按食欲程度的不同，填写"良好""平常""减退"或"厌食"等。

### （六）排汗量

发汗是人体自我调节体温的一种自然生理现象，通过蒸发散热帮助身体维持恒定的温度。正常情况下运动负荷的大小决定人体排汗量的多寡，常与运动量、练习水平、饮水量、气温、湿度、风速和衣着有关。如果其他因素相同，人体的排汗量将随着运动量的加大而增多，也会随着练习水平的提高而逐渐减少。当饮水量增加、气温增高、空气湿度增大时，排汗量也会相应增多。在适宜的外界条件和运动量下，若出现大量排汗，甚至发生夜间盗汗等反常现象时，则可能是近期运动量过大，或身体功能状态不良、健康状况下降的原因。长时间有过大运动量的中学生，在同样的条件下又重新出现大量排汗的现象，则可能是过度练习的征象，记录时应根据排汗量的多寡，填写为"汗量平常""减少""增多""面部或汗衫上有盐迹或盗汗"等。

---

① 侯莉娟，耿雅萱，李科，等．多巴胺在运动调控睡眠－觉醒中的作用机制[J/OL]．生物化学与生物物理进展，1－12 [2024－08－08]．https：//doi. org/10.16476/j. pibb. 2024.0157.

## ■ 二、客观检查

### （一）晨脉

经常参加体育运动的中学生，安静时的脉率较慢。脉率与练习水平有关，一般经过半年后可下降 3~4 次/分，经过 1 年的练习后可下降 5~8 次/分。这主要是通过系统练习，使支配心脏的交感神经张力下降，迷走神经的张力相对占优势的结果。练习水平较高的运动员，尤其是参加耐力项目练习的中学生，常出现心跳缓慢的现象，这是系统练习后的良好反应。在练习水平提高或下降时，脉率也会发生相应改变。

中学生在自我医务监督中，常用清晨卧位安静脉率来评定练习水平和身体功能状况。据调查，清晨卧位安静脉率若逐渐下降或不变，则说明功能反应良好，有练习潜力；若每分钟增加 12 次以上，则说明机体反应不良，可能与睡眠不好或患病等情况有关，必须分析原因，及时处理。在排除其他原因后，清晨卧位安静脉率经常保持较快的水平，则可能与练习过度有关。此外，清晨安静脉率与自我感觉之间也有一定的关系。据调查，若清晨安静脉率每 10 秒增加 1 次时，有 20% 的人自我感觉不良；若每 10 秒增加 2 次时，有 40% 的人自我感觉不良；若每 10 秒增加 3 次时，有 60% 的人自我感觉不良。如发现脉搏节律不齐或停跳现象时，必须做进一步检查。

中学生在测量清晨卧位脉率时，一般记录 10 秒内的脉搏次数，但需取稳定值，即连续 2 次测量的数值应一样，否则需重新测量。也可测量 30 秒内的脉搏次数，再计算出每分钟的脉率数。

在自我监督中，检查脉率变化的规律时还必须注意年龄、性别差异和体温状况。一般人的心率，男性为 60~80 次/分，女性为 70~90 次/分，正常值为 60~100 次/分。年龄越小，心率越快。婴儿为 120～140 次/分，5 岁的儿童为 80～90 次/分，14 岁的青少年为 70～80 次/分。脉率与呼吸频率的比值为 4:1。脉率与体温间的关系也非常密切，体温每升高 1 ℃，脉率增加 8～12 次/分[①]。

## （二）清晨空腹体重

中学生在每次运动后体重会下降，运动强度越大，运动持续的时间越长，体重下降的幅度也越大。

当中学生参加系统的体育运动后，体重变化的情况可分为 3 个阶段。第 1 阶段的体重有逐渐下降的趋势，这是由于机体失去过多的水分和脂肪的结果。这个阶段一般持续 3～4 周。在此阶段内，体重一般下降 2～3 千克，即相当于自身总质量的 3%～4%，对体型较胖或参加系统练习前活动较少者，体重下降的幅度还要更大些。进入第 2 阶段时，体重趋于稳定状态。在此期间，运动后减轻的体重在 1～2 天内得到完全恢复，这个阶段会持续 5～6 周。然后进入第 3 阶段，因肌肉等组织的逐渐发达，体重有所增加，并保持在一定的水平上[②]。

在进行自我监督时，每周可测量体重 1～2 次，每次测量应在一天的同一时间内（最好是早晨）进行。若条件允许，要做到空腹，排空大小便，女学生穿短裤背心，男学生穿短裤，尽量避免因条件不同而出现的误差。此外，还可测定运动前后的体重变化，以观察运动对机体的影响。如果出现体重"进行性下降"，并伴有其他异常征象，可能是锻炼过度或患有其他慢性消耗性疾病，应查明原因。

---

[①] 佘军标，赵新，卞红光. 一些生理生化指标与主观疲劳感相结合在游泳训练中的监控作用［J］. 北京体育大学学报，2000，(2)：189-190+225. DOI：10.19582/j.cnki.11-3785/g8.2000.02.018.

[②] 周敬滨. 国家女排选手腰部和踝关节伤病的防治以及体重监控的研究. 北京市，国家体育总局运动医学研究所，2008-12-01.

# 第二章
# 常见项目的医务监督

## 一、跑步

跑步是简单易行的体育运动项目,不同的跑步项目对中学生的身体素质有着不同的要求,如短跑对速度素质要求较高,长跑与超长距离跑对耐力素质的要求较高。

跑步对中学生机体影响的程度与跑的速度、距离、强度及中学生机体练习水平等多种因素有关。当短距离赛跑时,体内以无氧代谢为主,每单位时间内的能量消耗很大,如 100 米短跑约为 146.78 千焦,200 米跑约为 292.95 千焦,400 米跑约为 418.5 千焦。当长距离与超长距离跑时,体内以有氧代谢为主,消耗的总量较大,如 5 000 米跑约为 1 883.25 千焦,10 000 米跑约为 3 138.75 千焦,超长跑为 6 277.5 ~ 10 462.5 千焦。各种距离跑时,心脏血管系统的反应及运动后的恢复时间不同,上述几种长距离跑的恢复时间约为 1 ~ 2 小时[1]。

---

[1] 孙泊,刘宇,李海鹏. 跑台上走、跑能量消耗与运动速度的相关关系研究[J]. 体育科学,2012,32(9):17–22. DOI:10.16469/j.css.2012.09.004.

根据经常跑步的中学生的生理特点，从保健的角度出发，必须注意加强其自我监督，认真检查运动场地设备，做好运动伤病的防治工作。例如，跑步刚开始阶段易发生胫骨疼痛，短跑运动易发生股后肌群的拉伤，长跑和超长距离跑易发生腹痛等，运动前都要采取相应的措施。跑步与外界气象条件的关系非常密切，当室内练习时，要注意调节室内的温度，并注意通风等，夏天要预防中暑，冬天要预防冻伤。要根据运动距离、运动量等特点，进行相应的补水和放松，当夏天练习或大量出汗时，要注意补充盐和水。

## 二、游泳

在利用江河、湖泊等自然水域进行游泳活动前，必须选择合适的水源，并对周围环境卫生及水下情况进行认真周密的调查，充分注意水质卫生、水温、水速及水的深度，禁止在有污染、有旋涡及水下有杂物的水域内游泳。

游泳是一项对身体有着良好影响的运动，但患有心脏病、高血压、活动性肺结核、传染性皮肤病、中耳炎、癫痫和发热的病人以及月经期的女生均不宜参加游泳。

在下水前，同学们一定要做好准备活动。若水温较低，先用冷水泼身，以提高机体对水温的适应能力。在水中停留的时间也不宜过长或停止不动。由于水温低，机体散热多，能量消耗也较大，因此，要防止肌肉痉挛和过度劳累，或因失热过多而产生寒战。如失热过多，应立即上岸，并做一些轻缓的活动以加强肌体产热，防止感冒。此外，中学生还应注意预防游泳性眼结膜炎及中耳炎，在练习时要带游泳帽和防护眼镜。在游泳时，要注意安全和深浅水域的标志，防止误入深水而发生溺水。

## 三、球类运动

### （一）篮球

篮球是深受广大中学生喜爱的运动项目之一，也是对抗性强、体力消耗较大的运动。加强运动场地的安全与卫生检查，遵守比赛规则，发扬良好的体育道德作风，是保证中学生在篮球运动过程中身体健康和预防运动伤病的重要措施。

### （二）足球

足球也同样是深受广大中学生喜爱的体育运动，其对抗性强，争夺也非常激烈，很多男中学生对足球兴趣很大，即便在恶劣气候条件下也要继续踢球。据研究，一场90分钟的足球赛，国外运动员大致跑程为10 000米并完成160个技术动作。国内的一场足球赛，运动员的平均跑程为8 085米，快跑后心率为190次/分，消耗能量达6 277.5千焦。因此，爱踢足球的中学生平时也要加强身体素质的全面练习，这样在进行比赛时会减少对大运动量的不适应，并切实做好运动性伤病的预防。

### （三）排球

排球运动中既有跑、跳，又有滚翻、扣杀动作，对身体素质的要求较全面，体力消耗较大。在大运动量练习排球时，最高脉率可达212.4次/分，练习后尿蛋白的发生率达80%。因此，中学生在进行排球运动时，除合理安排运动量外，还要特别注意加强基本技术练习和指导，预防因传接球时手形不正确而引起的手指关节扭伤和半蹲位下反复扭转，以及起跳引起的膝部损伤等。

## 四、健美操运动

健美操是一项深受广大群众喜爱的、普及性极强的,集体操、舞蹈、音乐、健身、娱乐于一体的体育项目。健美操运动能全面发展身体素质和平衡协调能力,但它空间动作较多,动作连贯复杂,发生技术动作错误或失手跌下的机会较多,对身体的柔韧性要求也较高。因此,在平时跳健美操时,要循序渐进,保持良好的生活习惯,还要特别注意加强基本技术练习,加强自我保护,做好运动场地、器械、个人服装及防护用具的检查。

## 五、冰雪运动

我国北方冬季多开展冰雪运动。冰雪运动对心血管和呼吸系统以及身体的发育都有良好的影响,可锻炼、增强中学生的耐寒能力。

参加冰雪运动前,要注意对运动场地进行安全和卫生方面的检查。

不同身体状况和运动水平的中学生要有不同的运动量。刚开始锻炼时,每日锻炼时间和滑行距离不能太长,中途要安排适当的休息时间,减少身体肌肉的酸痛现象出现。

冰雪运动速度快、器械尖利,要注意安全,防止运动伤病的发生。滑雪时,滑行速度较快,途中地形、地物情况复杂,容易发生外伤事故。此外,白雪对阳光紫外线的反射作用较强,易发生光射性眼炎(雪盲),因此中学生在滑冰时还需戴深色防护眼镜。滑冰场地,要求冰面平整、无裂缝、无杂物,并按规定要有防护设备,要按规定方向、路线滑行。此外,天然冰场的冰层厚度要求达到25厘米以上。

参加冰雪运动时，由于气温低易引起冻伤。因此，运动时要选择合适的衣着，既要保暖，又要便于运动，冰鞋和滑雪器材要符合体育卫生要求。

长时间冰雪运动应备热饮。冰雪场地应安排医务人员值班，做好随时急救伤病员的准备。

# 第三章

# 中学生运动过程中应注意的事项

## 一、运动前的注意事项

运动过程中,人体内部可发生一系列的功能变化,这些功能变化一般可分为运动前状态、运动中稳定状态、疲劳和恢复过程等几个阶段。研究和掌握各阶段的规律,并将其运用到实践中,对于增强体质、保障健康十分有利,可有效防止运动创伤和意外事故的发生,对于提高运动效果有着重要意义。

### (一)防止运动创伤的原则

(1)进行身体检查,制定科学的锻炼方法。
(2)遵守循序渐进原则,掌握运动技术。
(3)学习自我保护技术。
(4)重视准备活动和整理活动。
(5)使用保护用具,如垫子、护腕、护膝等。

(6) 健全指导员制度，开展医务咨询①。

## （二）运动前状态及安全措施

在运动前，人体各器官系统将产生一系列条件反射性变化，这些反射性变化和人的情绪、精神状况、身体状况、运动经验等因素密切相关。在运动试验中，运动前状态的变化对人体的运动能力并非都起着良好的作用。神经系统的兴奋性过高或过低，对运动及其效果都会产生不良的影响。当兴奋性过高时，常表现为过度紧张，如急躁、食欲不振、失眠、全身无力等。这种紧张状况往往影响运动效果。若兴奋性过低，则情绪低落，表情淡漠，也会使人体的运动能力下降。导致这些状况发生的一个重要原因是心理因素，如学生思想认识不正确或存在各种各样的思想负担，这些心理因素会影响运动前大脑皮质的兴奋性状态，出现精神紧张等反应。因此，应采取一些必要的对策，即结合具体情况对参加者进行思想开导，并对运动性质、技能等方面的知识给予充分的讲解，使参加者完全解除思想负担，从而保证运动的顺利进行。

### 1. 把握当日的身体状况

在当日运动前，若出现如下情况，应该中止激烈运动或强度过大的运动（如超长距离跑），改换轻度运动：睡眠不足；有过度疲劳感；宿醉酒后（宿醉未醒）；受到较强的精神刺激；感冒、痢疾或其他身体不适；使用药物（如神经镇静剂、降压药、心脏病类药物等）。

### 2. 环境条件

在较热或较冷的条件下进行运动，对锻炼青少年的意志与耐力方面会有一定的积极作用。但要注意不能超出必要限度，否则可能

---

① 俞达．浅谈体育教学中运动创伤的原因及预防措施［J］．中国高等医学教育，2018，(8)：53+67．

出现中暑式冻伤等。因此，运动时应注意时间段的选择。夏季应选择凉快的时间段进行运动，冬季则应在暖和时间段参加运动。

**3. 饮食后锻炼时间**

饭食后一段时间内应注意避开运动。其理由是：

（1）刺激肠胃。若在饱食后进行运动，会给肠胃带来机械性刺激，使肠胃内食物上下左右振动，引起呕吐、胃痉挛等症状。

（2）血流分配紊乱。饱食后消化器官需要大量血液来进行消化吸收，当全身肌肉运动时，也需要大量血液参与，于是就会夺取消化器官的血液量，导致消化吸收功能的紊乱。这种紊乱既影响运动效果又危害机体。

（3）影响运动效果。人体进食后体内副交感神经兴奋，而交感神经则受到抑制，此时机体若要锻炼，运动效果不显著。另外，进食后胰岛素分泌上升，可抑制脂肪的分解，能量的来源就会受到限制。由于脂肪分解少，因此减肥运动也不宜在这个时间段内进行。

据研究，大强度运动在进食后 2 小时、中度运动在进食后 1 小时、轻度运动在进食后半小时进行最合理，据此可推出以下 4 个运动时间段：

①早晨：晨起—早餐前；
②上午：早餐后 2 小时—午餐前；
③下午：午餐后 2 小时—晚餐前；
④晚间：晚餐后 2 小时—睡前。

以上各时间段都有其优缺点，例如，早晨时，人体进行强烈运动，可促使交感神经兴奋起来，这种急速变化可使机体产生一系列的心理抑制并影响全天的精神状态，对健康有害。另外，这个时间段内血糖正处于低水平，运动会消耗大量的血糖，容易导致低血糖。而在上、下午运动时，会受上班、工作、家务等客观因素的限制，而且夏季时这些时间段又最热，因此也应根据实际情况进行安排。

日本的一项研究在对照了早、晚两组慢跑参加者的血液状况后发现：清晨机体的血液黏滞度增高6%，而傍晚血小板的数量降低20%。结论是早晨跑步不会增加血管栓塞的可能性。美国的一项研究结果则表明，晨练会提高心脏病患者和隐性心脏病患者疾病的发作概率。

现代运动生理学的研究表明，人体体力的最高点和最低点受机体"生物钟"的控制，一般都在傍晚达到高峰。例如，一天中的最大摄氧量在下午6时，心脏跳动和血压的调节以下午5—6时最为平衡，而机体嗅觉、触觉、视觉等也在下午5时到傍晚7时最敏感。因此，傍晚锻炼的效果最好。

另外，人体在下午4时到傍晚7时体内激素调整和酶的活性也处于良好状态，机体适应能力和神经的敏感性也最好。所以，专家提倡傍晚锻炼。但在晚间进行高强度运动也会使交感神经兴奋，从而妨碍入睡。因此选择哪个时间段进行何种运动项目应根据每个个体的具体情况及生活习惯予以合理安排[①]。

### （三）准备活动

准备活动的目的在于使机体逐步进入运动状态，并在此基础上通过各种预备练习，进一步提高中枢神经系统的兴奋性，并达到适宜水平；还能加强各器官活动和各功能活动（特别是植物神经功能）的兴奋性，为机体正式进入运动状态起到预热作用。

**1. 准备活动的作用**

（1）促使代谢活动旺盛，提高机体呼吸及循环功能。

（2）有利于氧气吸入及运输，提高氧气在体内的利用率。

（3）提高体温，使肌肉、肌腱的供血充分，预防肌肉撕裂伤及

---

① 陈东. 浅析体育安全的防范和处理 [J]. 新课程（下），2013，(12)：98.

肌腱断裂。

（4）增加关节的活动性和肌肉的柔韧性。

（5）促使身体内部各功能器官进入运动适应状态，有效预防运动创伤的发生。

（6）充分发挥机体运动功能，提高运动效果和运动成绩。

**2. 准备活动的内容**

准备活动的内容一般有快走、慢跑及原地连续徒手体操等全身性活动形式。这些活动能使四肢关节活动幅度加大，有助于一般性运动能力得到提高。在这些活动之后，最好再做一些与主项运动内容有关的模仿练习动作，这样可促使大脑皮质中的运动中枢兴奋性尽快达到适宜水平，使身体状态达到最佳水平，从而提高运动效果。准备活动持续时间的长短，强度的大小，应根据运动者的年龄、身体状况、练习水平、季节气候等决定。准备活动的时间一般为10~20分钟，活动强度以身体微微出汗为宜。身体素质较差的中学生，准备活动不宜练得太久，以免引起疲劳。准备活动与正式运动之间有1~3分钟的间隔较为适宜，也可不休息直接进行锻炼，切忌准备活动后休息时间过长而失去准备活动的作用。

## 二、运动中的不适症状及注意事项

在运动中最重要的安全措施是自我保护。由于运动的目的是维持和增进健康，因此要消除过分计较胜负与创造运动成绩的心理，尽量避免过量运动现象出现。下面就针对运动中常出现的几个症状予以说明[①]。

---

① 邹业轩. 大众健身在运动康复领域的应用研究 [C]//陕西省体育科学学会，陕西省学生体育协会. 第二届陕西省体育科学大会论文摘要集（墙报）. 咸阳：西藏民族大学，2024：2. DOI：10.26914/c.cnkihy.2024.015246.

## （一）呼吸困难

对于还未适应运动的中学生，若在运动刚刚开始 1～2 分钟即感觉呼吸困难，常使运动无法继续下去。其原因往往是呼吸功能存在问题，体内氧气运输能力还没有充分提高，无氧供能的能量枯竭或血乳酸含量显著升高。努力克服此症状，对运动锻炼是有一定意义的。此时可中止运动，休息数分钟使身体恢复平静状态，再接着从轻微运动开始练习。若在运动开始 5 分钟内有呼吸困难症状者，则说明该运动的强度过大，不适宜该运动者。[1]

## （二）腹痛

跑步中常发生腹部疼痛症状。腹痛的原因有很多，但大多是由运动者胃肠痉挛或肝脾淤血引起的。胃肠痉挛多由于肠内储积的废气所致，某些食物在胃肠道内发酵而产生一些废气。另外，进食过饱或过多饮用碳酸饮料，进食、进水、吞咽唾液时带入食管的冷空气也能引起腹痛。肝脾淤血引起腹痛主要是以胀痛为主，这是由于机体进入运动状态后，循环器官（心血管）功能没有立即适应，回心血较多而心搏量相对较少，引起静脉血在肝脾内临时性的淤滞。

## （三）胸闷与胸痛

运动中还常有胸前区发闷、发胀、发痛等症状发生。这是心脏缺血所引起的心痛或冷气刺激支气管而引起的气管痛症状。心前区疼痛者中大部分人有冠状动脉硬化症，此外，心脏肥大或贫血者也容易并发此症。一旦发生胸前区疼痛症状，应与临床医生配合，并

---

[1] 罗爽. 新时代体育运动卫生在学校体育教学中的重要性［J］.中国学校卫生，2024，45（1）：156-157.

接受细致的检查，然后根据结果进行必要的处置。

过去认为运动时所产生的心前区疼痛症状对机体是有害的，现在的研究表明，除特别严重者以外一般是不必担心的，只要不引起其他临床症状，可以进行适当运动。而且，运动还具有一定的治疗效果。对于支气管疼痛症状，可通过间隔运动使其自然消失。若在运动中发生干咳症状时，要调整呼吸方法使其缓解，寒冷季节运动时还应戴口罩，以防寒冷空气对呼吸道的刺激。

### （四）下肢等部位的疼痛

运动所引起的下肢疼痛会有各种各样症状，症状不同，处置方法也各不相同。

长期不运动者，初次参加运动时，次日晨起可感到小腿（小腿三头肌）和大腿（股四头肌）部位的大部分肌肉痛。这是由于激烈运动导致乳酸积累，从而引起肌肉细胞膨大或渗出性无菌性炎症所引起的疼痛，这种情况不需做任何特别的处理，1~2日即可自然消失。减少运动量或中断1~2日的运动，可根据实际情况进行判断处理，疼痛不严重时可坚持较小强度运动。

从开始跑步到坚持2周以上时，逐渐出现足、膝关节疼痛，这是由于反复施加过大的运动量给骨或关节韧带增加了负荷而引起的。此种疼痛比较顽固，这时应中止锻炼数日，待疼痛消失后再开始运动。再度开始运动时，运动强度应该比前次降低。

疼痛的产生有时与环境因素有关。例如，道路的硬度、鞋的不适等都可诱发疼痛。反复出现疼痛时应该到医院检查，以明确疼痛的原因，从而对症治疗。

运动中突发下肢疼痛，可能是由扭挫、肌肉撕伤、肌腱断裂甚至是骨折等引起的，此时原则上要保持安静，应尽快接受医生的诊断治疗，不及时处置有可能引发后遗症①。

### （五）中暑及日射病

中暑是因高温环境或受到烈日的暴晒而引起的疾病。由于造成中暑的条件不同，以及由此而引起的机体病理性变化不同，因此中暑可分为中暑衰竭、中暑痉挛、日射病、中暑高热等类型。

在高温环境中长时间进行运动时，体温异常上升，使汗难以蒸发，则引起运动性中暑。尽管典型中暑症状包括无汗，但运动性中暑症状是大量出汗、脱水。强烈日光（紫外线）过分照射所引起的中暑称为日射病。

日射病的症状：患者感到剧烈的头痛、头晕、眼花、耳鸣、呕吐、烦躁不安等，严重时出现昏迷、惊厥，但体温正常或微升。

日本学者池上晴夫把日射病分为轻、中、重三度：轻度症状表现为头重脚轻、全身倦怠、心烦、打喷嚏、发冷、低烧、皮肤出现"鸡皮"样变化；中度症状表现为恶心呕吐、面色苍白、无汗、皮肤干燥、中度发烧、意识障碍；重度症状表现为意识丧失、痉挛、高烧等。

日射病的特征是当体温上升时感到寒冷，皮肤出现"鸡皮"样症状。这些症状在临床宜发生误诊，要注意采取应急措施。这种情况在无风、高温、多湿、太阳直射的环境条件下剧烈运动时容易发生，有中暑史的人在劳累后参加锻炼时尤其容易发生，所以应该避免在这种环境中进行长时间的剧烈运动，当白天气温超过28 ℃时，长距离运动应该中止。在气温接近28 ℃的情况下，可将长距离跑安排在上午9点以前或下午4点以后的时间段进行，以避开中午的高热。

---

① 谢立梅，孙秀燕. 学生运动损伤的原因及对策 [J]. 兰州大学学报，2001，(S1)：240-242.

对日射病的应急处置原则是以降温为主,一般用冰袋和冷水湿敷治疗。当体温高达39 ℃时,可将冰袋放置在患者的头部前额及枕部、胸部、腋区、大腿内侧等部位,用物理疗法进行降温;中度发热(38 ℃)可用冷毛巾擦浴全身;微热时(37 ℃)可将身体暴露在阴凉的场所进行自然降温。运动引起的中暑性昏厥发生后,如果及时采取降温措施即可恢复,但对身体会有一定的损害,力求预防为主是上策[①]。

## 三、运动后疲劳的消除

### (一) 整理活动

**1. 整理活动的概念**

运动锻炼后的整理活动是加速代谢产物的清除,加快体力恢复及防止运动锻炼后昏厥,甚至是预防死亡事故发生的重要措施,因此要认真对待整理活动,不可不做。

一般人都会有这样的体验,当急速地停止激烈运动时,会产生恶心呕吐、头晕眼花等感觉,或遗留下严重的疲劳感。其原因是运动中持续亢进的机体生理功能不可能立即恢复到正常水平,恢复过程是需要一段时间的。突然停止运动,各器官功能间失去平衡,特别是植物神经功能发生紊乱,所以会产生上述症状。国外曾有一个实验,让100名健康男子在活动平板上做极限强度运动,完成规定运动后一下跑台就让他们站立不动,结果当即就有17人晕倒在地。这是什么原因呢?原来,在剧烈运动时,大部分的血液集中到下肢,骤然停止运动,下肢肌肉中就有大量血液淤滞,就没有足够的血液

---

① 李维清. 中暑的诊断和治疗 [J]. 人民军医, 1985, (9): 16-19.

回流心脏参加循环，导致心脏和大脑暂时性缺血，即发生"重力性休克"的一系列症状。国外曾有因此而心脏骤停造成死亡的例子。

为了预防这种不良症状的发生，应当注意在剧烈运动后不可立即进入安静状态，而应继续进行一段时间的轻量运动，使亢进的功能逐渐恢复到基础水准。这种在高强度运动之后的轻量运动，称为整理体操或者整理活动。

**2. 整理活动的主要内容**

（1）1~2分钟的缓步慢跑或步行。

（2）下肢的柔软体操和全身的伸展体操。

（3）下肢肌肉群的按摩（特别是针对运动后容易痉挛的肌肉群）或自我抖动肌肉的放松动作。

停止剧烈运动后，若立即进入安静状态，则体内积累的乳酸消失一般所需的时间是30分钟；如接着进行轻量运动，达到同样效果需用15分钟。也就是说，轻量运动能够加速乳酸的消失。为此，近年来提倡进行较强的运动后，再改换为原运动强度的一半的量做整理活动，这对排泄血乳酸最有效。锻炼者也会在主观感觉上觉得轻松，同时又能使呼吸循环功能保持一定水平，并加速疲劳的恢复。

**3. 整理活动的顺序**

美国福斯克提出一条原则，就是整理活动内容的安排顺序和准备活动完全相反。根据这一原则，整理活动可先慢跑或步行一段时间，然后做与练习内容有关的专门性整理活动（如伸展四肢、抖动肌肉、局部按摩等放松动作）[1]。

## （二）水浴

运动后，特别是在大量出汗后，水浴是不可缺少的。水浴不仅

---

[1] 宫卫峰. 放松活动对体育课课堂教学效果的影响研究［J］. 新课程（中旬），2012，(8)：25-26.

可以清洁皮肤，还可以促进血液循环，加速体内废物的排泄，促进疲劳的恢复。

**1. 水浴的作用**

（1）促进皮肤和肌肉的血液循环。

（2）镇痛。

（3）加强新陈代谢。

（4）使肌肉放松、肌张力下降。

（5）可消除神经紧张，解除疲劳。

但是，剧烈运动后立即进行冷水浴或热水浴的做法欠妥。这是因为在运动后的很长一段时间内，皮肤血管一直处于显著的扩张状态，皮肤血流量比较多，此时机体血压比较低。在这种状况下，若用冷水冲浴，可引起皮肤血管急剧收缩，进而导致血压升高，给心血管系统增加负担，这是有一定危险的。而立即用热水淋浴，也会产生不好的后果。因为热水对人体有刺激作用，会导致皮肤血管进一步扩张，使血压降低，严重时可引起脑缺血，因而也是不利于健康的。所以，运动后也不宜马上进行热水浴。

**2. 水浴的时间长度**

何时进行水浴，水温多高才对机体有利呢？研究表明，合理的入浴时间是在运动后心率恢复稳定、发汗停止后。水温以微热为好，特别是老年人及血压高的人更应注意水温适宜。洗浴时应该注意洗浴的水温和时间，即使是健康的人，泡在热水里的时间一次也不要超过 5 分钟。池浴比淋浴效果更好，因为能使身心松弛的效果更为显著。不具备条件时可在家简单擦一擦，但要注意保暖，防止感冒。

介绍几种水浴温度：热水浴 42~45 ℃；温水浴 36~39 ℃；低温浴 15~20 ℃；冷水浴 20 ℃以下。

适合消除疲劳的水温是 40 ℃左右，介于热水浴和温水浴温度之间，时间以 10~20 分钟为宜。涡流浴能起到按摩的作用，更能起到消除疲劳的效果。桑拿浴给循环系统施加的负担较大,在剧烈运动后最好不要进行。美国《文摘周刊》报道,在洗桑拿浴之前尤其不能饮酒,否则容易诱发心肌梗死、脑血管破裂等。但在轻量运动后只要掌握好方法也未尝不可。进入浴室前应做准备活动,并注意分次进行。第一次进入时要保持5~10分钟,途中应间隔数分钟进行休息;第二次保持的时间为2~5分钟即可[1]。

### (三) 睡眠

睡眠是消除疲劳最有效的手段。睡眠不足,会加重疲劳的积累,身体的恢复就会推迟,身体状况就会紊乱,甚至次日运动时易发生事故。因此,每个参加运动的中学生都应当重视睡眠,尤其需要注意提高睡眠质量,这样能够促进疲劳消除和体能恢复。重要的是要按时睡眠,养成良好的作息习惯,并保证有8~10小时的睡眠时间。

### (四) 营养补充

我们通常吃的食物有淀粉类(糖)、脂肪和蛋白质三大类,每个追求健康的人都应学会科学饮食的方法。营养不良和营养过剩均不利于健康,特别是运动后的饮食更要注意合理调整。中学生处于生长发育的高峰期,运动后要尤其要注意营养物质的均衡摄入。

## 四、运动场地、用具和服装的要求

### (一) 运动场地和用具

运动场地和用具对提高锻炼效果、运动成绩和预防意外事故非

---

[1] 任绪艳. 不同模式水浴疗法对大学生功率自行车运动后疲劳恢复的效果研究 [D]. 北京:首都体育学院, 2020. DOI:10.27340/d.cnki.gstxy.2020.000072.

常重要。在运动过程中时刻伴随着多种危险因素,例如,运动场地狭小时,常发生碰伤事故;路面不平则是导致骨折、扭挫等外伤的直接原因;长期在过硬的路面上进行运动可引起下肢关节的慢性损伤;运动用具使用不当或用具有问题时也容易发生事故。为了更好地保证运动效果,防止运动损伤和运动中意外事故的发生,应该配备完善的运动场地和运动用具。我国目前的体育设施和公园、健身中心等与西方经济发达国家相比要贫乏得多,还有很大的差距,完善的运动设施及场地目前还不多。因此,每个人都应根据自己周围的具体情况做出合理的选择,并注意多与大家结伴一起锻炼,这样更能增加运动的兴趣,提高运动情绪,进而保证运动效果。

### (二) 运动服装和运动鞋

当下社会,中学生的服装品类繁多,但是运动服装和运动鞋应符合各项目运动的要求。合适的运动服装和运动鞋是防止运动损伤的前提,不应当轻视。因此,在运动锻炼时,最好能穿运动服和运动鞋,这样既舒适轻便,有利于做各种动作,又能增加动作美感,起到自我保护的作用。

**1. 运动服装**

中学生在运动时要选择宽松、柔软、弹性好、色彩明快、吸水性好的服装。冬、夏装应区别开来,冬季天气寒冷,要穿质地厚的运动服装,有利于运动和保温;夏季炎热,可穿轻而薄的运动服装,以便散发热量,若直射日光强烈时还应戴上帽子,并注意尽量减少皮肤的裸露。总之,要根据气候变化选择使用,避免中暑、感冒及紫外线的强烈照射等。

**2. 运动鞋**

如今,市场上的运动鞋品类繁多,各式各样的运动鞋适应不同的运动,中学生从中选择适合自己运动的着实不易。比如,对于经常进行慢跑运动的中学生，运动鞋质地的好坏、尺寸是否合适，直接影响足部及下肢关节的健康。良好的运动鞋应具备透气性好、鞋面舒适合脚和鞋底有弹性等特点。透气性不好的鞋，容易导致脚部出汗增多、异味、真菌感染、皮肤磨损，诱发各种脚气病。为了脚部健康，应选择透气性良好、合脚的运动鞋。鞋子要平滑柔软，脚趾应有足够的伸展空间，避免脚部与鞋帮产生摩擦，以免跑步时脚部被挤压而损伤。鞋底要有一定的厚度，有较好的弹性，无弹性的运动鞋容易造成下肢关节疼痛。另外，鞋子还要轻便，结实耐用，鞋底落地时稳定性要好。有脚气、脚癣的人，还应注意锻炼时选用棉袜，鞋垫要保持干净，经常晾晒。

## 五、运动量合理安排

正确、适当的运动和锻炼，可使人心情愉快，精力充沛，对生活充满信心，不仅有利于健康，也有利于促进中学生的学习。但是，过量的运动会给人带来不利的影响。体育教师、医务人员和指导员应具有分析、观察能力，使参加运动的学生也做到心中有数，必要时果断地中止运动或给予运动减量。

### （一）观察

通过观察参加运动的中学生的反应，如出现面色苍白、眼神无光、连打哈欠、反应迟钝、精神不集中、运动成绩下降等现象时，可初步断定有疲劳产生或有其他运动不适宜的症状。由于疲劳的症状是多方面的，所以要从年龄、性别、运动强度、情绪及运动条件等方面进行观察和判断。单一的方法往往不能全面地分析问题，只有综合观察得出的结论才比较可靠。

除此之外，还可以根据运动参加者的自我感觉来判断。在运动强度适宜的情况下，运动者本人感觉变化不大，食欲和睡眠处于正常状态。在运动过量初期时，会产生一种隐性疲劳。这种隐性疲劳若进一步积累，会使人感到全身困倦无力、多梦、心悸、精力不足，以及对运动环境、体育器材、练习信号产生厌烦感等，这时就要减少运动量。

### （二）医学检测法

利用医学检测法，可以测出中学生各器官系统的功能状况。当人体处于一定程度的疲劳时，可以根据人体生理功能的下降程度来判断疲劳程度。医学临床检测的方法有以下 5 种：

**1. 肺活量测定**

可用肺量计直接测定，测定方法是在进行锻炼前后分别测数次肺活量，每次间隔约 30 秒。当机体出现疲劳时，肺活量会逐次下降，应将运动前后数据进行对照比较。

**2. 心电图**

心肌疲劳表现在心电图上为 S–T 段压低，T 波倒置。

**3. 肌肉紧张力测定**

当肌肉组织疲劳时，可用肌张力计测出。表现为肌肉放松时仍然有肌张力存在，肌张力振幅减小。

**4. 视觉闪光临界频率测定**

采用断续闪光方法，测试眼睛与闪光融合频率。当机体疲劳时，视觉闪光临界频率融合就会降低。

**5. 活动平板运动实验**

该实验主要用于测定心脏功能。在测试中严密观察心电、心率、血压、体征的变化并进行判断。

### （三）建立终身体育保健意识

生活中常有这种现象出现：许多人非常周密地进行了一系列准

备工作，结果运动不久就由于某种原因而草率地中止了运动，尤其是中学生，课业压力比较大，很难在学习之余抽出更多时间来进行体育锻炼。据调查，100 人当中在 1 个月内就有 40% 的人因为各种原因而中止了运动，能坚持 1 年的运动者仅占总体的 10% ~ 20%。为了防止运动半途而废，可以采取以下措施：

### 1. 增强对运动的兴趣

体育运动最大的魅力之处在于当我们参与体育运动时，身体会释放出大量的内啡肽，这是一种天然的荷尔蒙，有助于缓解压力和焦虑。在运动的过程中，也可以暂时抛开烦恼，专注于活动本身，调整心情，达到身心放松的效果。中学生为了增进健康所进行的运动，应选择趣味性强的项目，并尽快体验到它的乐趣，这一点是很重要的。即使是对健康十分有利的运动，但如果实行起来枯燥无味，也很难长久坚持。

体育运动是人类遗传下来的文化遗产，很多运动是越参加越感觉有趣（如太极拳），指导者应该发掘这种趣味性，一旦参加者对运动产生了兴趣，就会有积极性，从而使运动效果得到提高。

### 2. 结交运动伙伴

运动伙伴的存在，对于将运动持久坚持下去有极大的影响力。人是有惰性的，若没有坚强的意志和源动力，独自参加运动是较难坚持的，若有志同道合的朋友一同参加，情况就大不相同，相互的陪伴、帮助、鼓励既可增强自信心，又可消除孤独感和单调感，对坚持参加运动有一定的作用。特别是参加跑步运动，更应多结交伙伴，增加大家的集体感，使运动坚持下去。

### 3. 咨询运动指导员

对于初次参加的运动者或缺少运动经验者，应有指导者在场监督运动情况，特别是对于有某种疾病的人来说更为重要。首先，是在安全方面的监督与保护；其次，是对运动技术方面的示范与指导；

最后，指导者的鼓励和帮助，可增加运动者的自信心，并使运动场面显得活跃有生机，带领并引导运动者长期不懈地坚持下去。

**4. 制定运动目标**

每个参加运动的人都应制定一个既定的目标，例如，以减肥为目的的运动者，应规定其一周内的减少量和至少一个月的减少量，根据检查运动后的减肥成绩，使自己做到心中有数，尽早达到目的。在以增进健康、增加体力、提高运动技巧为目的时，道理也是一样的。运动开始后就应该跟随自我感觉有选择地向目标方向靠近，这种感觉可变成今后运动的源动力，为此施行定期的医学检查或体力检验，在客观指标上对健康体力的改善给予确认，也对增加中学生运动的自信心有积极意义。

可以通过各项体育运动比赛，对中学生中运动成绩较好者给予肯定，对优秀者给予奖励，对于他们健身的经验给予广泛宣传，让体育锻炼真正能深入中学生心中[1]。

---

[1] 刁东亚. 体育教学中培养学生终身锻炼意识与能力的对策 [J]. 健与美，2024，(1)：130-132.

# 第四章
# 中学生体格检查

体格检查是体育保健的重要组成部分。体格检查是了解人体生长发育程度、健康状况及机能水平的重要手段。通过对参加体育锻炼者进行体格检查，可确定其能否参加体育锻炼，选择哪些合适的运动项目、合理地安排运动量及运动强度等。

## 一、一般史和伤病史

一般史包括病史和生活史。对于病史，要询问现在和过去的健康状况、生活情况，尤其过去曾患过哪些严重疾病，如肺结核、肝炎、肾炎、心脏病以及有无脑震荡史、昏厥史或外伤的后遗症。了解疾病的发病时间、治疗经过、目前状况等。在家族史中要询问直系亲属中有无50岁前发生心肌梗死者，以排除家族性心脏病，因为剧烈运动可增加其危险性。对女性中学生还要询问月经史，如月经初潮年龄、月经期间身体的反应以及对运动能力的影响。[1]

---

[1] 黄红梅，刘永晖.经期体育运动对集美大学女生月经状况影响的调查分析[J].体育科学研究，2002，（1）：37-39. DOI：10.19715/j.tiyukexueyanjiu.2002.01.011.

对于生活史，主要询问生活环境、学习条件、生活条件、营养状况、偏食习惯等。询问平时是否爱好体育锻炼、锻炼和练习的项目、年限、运动水平（运动成绩或等级）、运动时身体的反应、有无过度练习或运动性伤病史，以及这些伤病的目前情况等。

## ■ 二、体姿检查

体姿又称体态，是人体各部位在空间的相对位置。它涉及人体骨骼、肌肉等力学上的协调和平衡。标准的体姿能保持身体处于稳定状态，保证身体各器官的功能正常，减少肌肉和韧带紧张，延缓肌肉疲劳。标准的体姿还能反映出人的健康状况和精神面貌，给人以优美的感觉。体姿不协调，会增加肌肉、韧带的负担，使骨骼、肌肉、内脏器官受到异常力的作用，从而影响它们的功能，引起体质下降。体姿分动态姿势和静态姿势两种。这里重点介绍静态姿势的直立位姿势。

### （一）直立位姿势检查

人体直立位的标准姿势：立正时，从后面观察，头、颈、躯干和两足跟间应在同一垂直线上，两髂嵴应在同一水平线上；从侧面观察，头顶（其水平延长线上）、耳屏前、肩峰、股骨大转子、腓骨小头和外踝尖各点应在同一直线上；脊柱呈正常生理弯曲（图4-1）。若不符合上述标准的，说明体姿不正常。2022年，国家体育总局体育科学研究

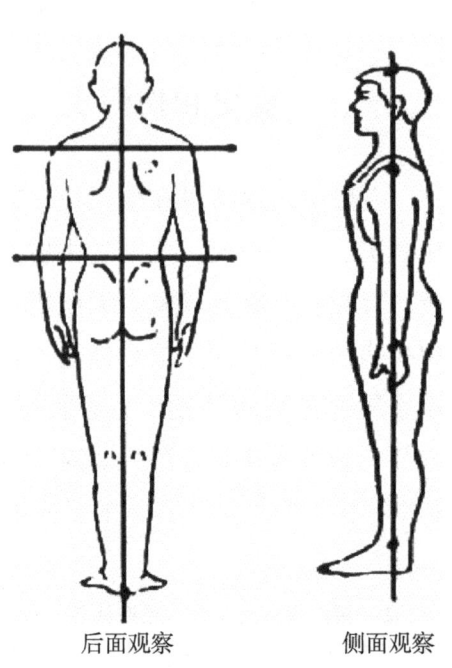

后面观察　　　侧面观察

图4-1　直立位标准姿势

所与《光明日报》联合调研组在全国六省（市）展开调查研究显示，我国中小学生体姿异常者占30%~40%或更高。

### （二）脊柱形状检查

检查脊柱形状时，应特别注意脊柱的生理曲线是否正常。所谓脊柱生理曲线是指当人体直立时，从后面看，各个棘突的连线大体上与身体中心线一致（最大偏离不超过1厘米）；从侧面看，颈椎、腰椎略向前凸，胸椎和尾椎向后凸。身体重心线，由耳经肩、髋、膝和脚踝，并应保持在一条直线上。

（1）正常背：腰部和颈部前凸分别是1~2厘米和3~4厘米。

（2）驼背：颈前凸和胸后凸加大。

（3）平背：胸后凸和腰前凸均减少，背部平直。

（4）鞍背：腰前凸大于5厘米以上。

**1. 直接观察**

由耳经肩、髋、膝和脚踝，并且应保持在一条直线上。

**2. 仪器检测**

可用脊柱测量计或重锤检查。用脊柱测量计，检查方法与前述直接观察法相类似，重锤法是比较常用的简易方法。受检查者在标准直立姿势下充分暴露腰背部，检查者用拇指触摸各个棘突的位置，并做记号。然后用一系着重锤的细绳将线的一端置于枕骨粗隆上形成一垂线。测量垂线与棘突尖之间最远的距离，此距离若大于1厘米，即为脊柱侧弯。根据脊柱侧弯的形状可分为"C"形和"S"形两种（图4-2）。按侧弯的程度可分为下列3类：

（1）轻度脊柱侧弯，即习惯性脊柱侧弯，这种侧弯具有可逆性。棘突偏离垂线小于2厘米，通过矫正体操可使之矫正。

（2）中度脊柱侧弯，侧弯程度在3~5厘米，但仍有一定可逆性。

（3）重度脊柱侧弯，侧弯程度在 6 厘米以上为固定性侧弯，属不可逆性，并常伴有胸廓畸形等。通过手术可使不可逆侧弯矫正。

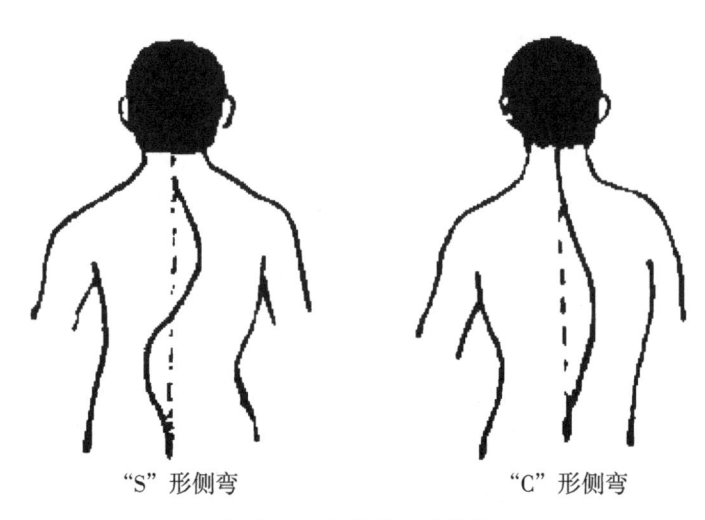

"S"形侧弯　　　　　　　　　　"C"形侧弯

图 4-2　脊柱侧弯的形状

脊柱生理弯曲度改变或脊柱侧弯，都会使两侧腰肌和背肌受力不均匀，容易引起肌肉劳损和疼痛。因此，对容易引起脊柱畸形的项目，如射击、划船等，要避免长时间固定于某一姿势，并加强脊柱周围肌肉力量和柔韧性练习。对已发生习惯性脊柱畸形者，应安排矫正体操练习，对不能矫正畸形者，应注意发展呼吸功能及背肌练习，以防畸形的发展和因劳损而引起疼痛。

### （三）胸廓形状检查

胸廓形状取决于胸前后径和横径的比例。胸廓形状可用测径规或骨盆测量器进行测量。

**1. 胸廓前后径及横径测量**

（1）前后径。受测者自然站立，平静呼吸，上肢自然下垂，检查者站于侧方。胸廓前点的位置，在第四胸肋关节上缘水平线与前正中线相交点；后点位于与前点同一水平的棘突处，测量前后点之间的距离即为前后径。

（2）横径。受测者姿势同前。检查者站在前方。测量与前后径同一水平面的胸廓两侧最宽处之间距离，即为横径。

**2. 胸廓形状**

根据胸廓前后径及横径的比例，可有以下 6 种情况：

（1）正常胸。儿童时期胸廓前后径与横径基本相同，随着年龄增大，横径逐渐加宽。

（2）扁平胸。胸廓成扁平状，前后径与横径之比约为 1:2，多见于瘦弱体质或患消耗性疾病患者（如肺结核）。

（3）桶状胸。前后径增大明显，呈桶状，前后径与横径之比接近 1:1，多见于肺气肿、慢性支气管哮喘患者和老年人。

（4）鸡胸。胸廓前后径增大，横径缩小，胸骨下部显著前突，似鸡的胸脯，多见于佝偻病患者。

（5）漏斗胸。较少见，胸骨下部剑突处呈显著的凹陷，多见于先天性发育异常者。

（6）不对称胸。多见于一侧肺萎缩、胸膜粘连等，因一侧胸廓呈代偿性扩大，致两侧胸廓不对称。

### （四）腿形检查

受测者自然站立，两腿并拢，测量者在前面。根据两膝间或两足间的距离，可将腿的形状分为 3 种类型（图 4-3）：

（1）正常腿：站立时两膝和两足能并拢或间隙不超过 1.5 厘米。

（2）O 形腿：站立时两足跟能并拢，但两膝间隙超过 1.5 厘米。

（3）X 形腿：站立时两膝能并拢，但两足跟间的距离超过 1.5 厘米。

正常腿　　　　　　O形腿　　　　　　X形腿

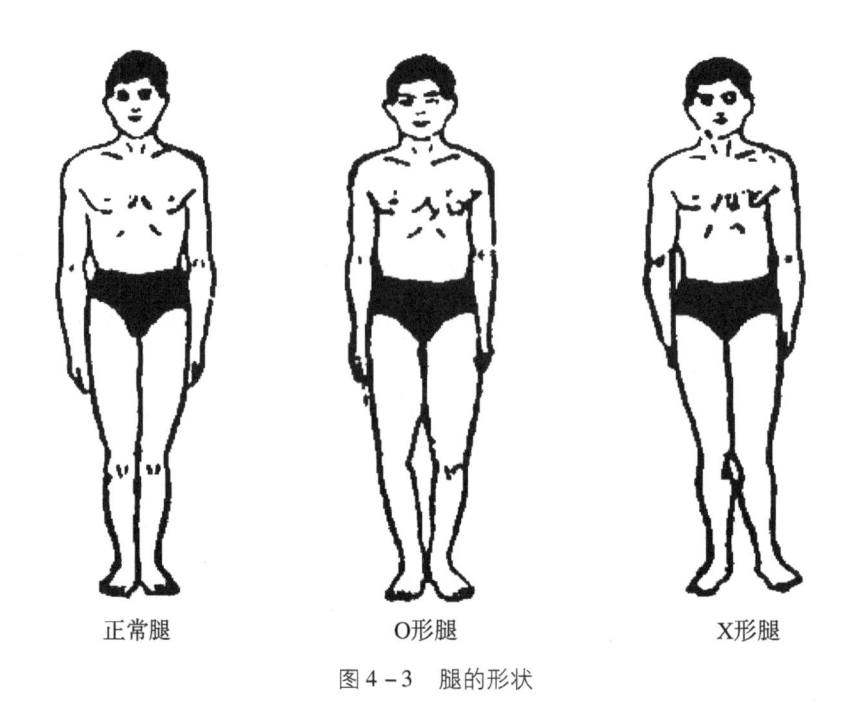

图4-3　腿的形状

腿形异常与幼年时骨骼生长发育有关，但如后天过多练习某一动作，如足球（脚内侧踢球）、排球（膝内扣）等，也会影响腿的形状。

### （五）足弓检查

足弓检查时重点检查有无扁平足。扁平足是由于足部肌肉、韧带松弛，致使足弓下陷或消失而导致足的形状改变。儿童少年时期足弓的肌肉、韧带发育尚不完善，如果平时缺乏体育锻炼，长时间站立、行走或负重，容易使足部肌肉韧带疲劳而松弛，足弓下陷。

**1. 扁平足检查方法**（主要介绍足印画线法）

（1）印足印。取16开白纸，用10%亚铁氰化钾溶液浸透后晾干备用。再在一方瓷盘内铺上5~6层纱布，将10%三氧化铁溶液倒入盘内，使纱布完全浸透。受试者坐在椅子上，赤脚，双脚同时探在盘内，待足底全部浸湿后，移去瓷盘，换上前述晾干备用的白纸，双脚分开（与肩同宽）站立在白纸上，纸上即印出清晰的深蓝色足印。

（2）画线法及评定（图4-4）。

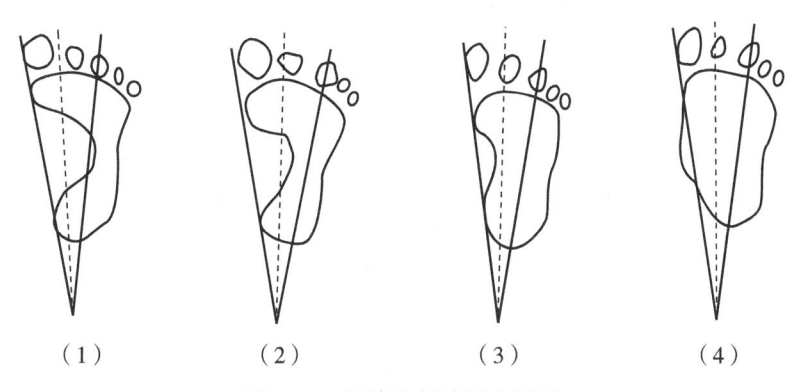

图4-4 画线比例法评定足形
(1) 正常；(2) 轻度；(4) 中度；(5) 重度

画足弓内缘切线为第一线，自第三趾中心至脚跟正中画线为第二线，一、二线相交成角，画该角的等分线为第三线。三线将足印分成内侧、中间、外侧。

（3）评定方法。

评定：正常足足弓内缘在外侧部分，轻度和中度扁平足的足弓内侧分别在中间和内侧，重度患者足弓内缘超出内侧部分。

轻度扁平足没有症状，一般不妨碍运动。但长期参加长跑、超长跑及举重等项目，会形成扁平足，还易引起跖肌筋膜炎、跟腱炎等。

## 三、体型检查

体型检查是了解人体生长发育情况、评价体质水平的重要手段。它在判断体育锻炼效果、评定练习水平、指导科学选材等方面起到重要的作用。

## （一）体型检查注意事项

（1）科学性，测量时要严格遵守测量学三属性，即有效性、可靠性和客观性。

（2）统一和标准化测量方法和要求，所使用的仪器要统一，测量条件要一致，同一指标的测试应尽量由同一人员测量，以提高测量的准确性。

（3）仪器在测量前应校准，每测量100次左右，应重新校准一次。

（4）测量后要及时核实数据，发现异常数据应找出原因或删除。

## （二）体重

体重是指身体的质量，它是反映人体营养状况和肌肉发达程度的指标。

（1）测量器材：电子体重计、杠杆式体重计、弹簧式体重计。

（2）测量方法：受试者赤足站在体重计中央，身体不能与周围物体接触，保持身体平稳。

（3）测量注意事项：测量时尽量少穿衣服，测量前半小时排大小便。

## （三）身高

身高指人体立正姿势站立时，从头顶最高点至地面的垂直距离。它是反映人体骨骼发育的重要指标。身高受年龄、性别、遗传、种族、地区、生活水平、体育锻炼、疾病等因素影响。其中遗传因素影响最大，占75%～92%。身高在一天内有1～3厘米的变化，早晨起床后最高，傍晚最低。这一变化主要由于一天的活动和体重的压迫，使脊柱生理弯曲度增加、椎间盘变薄、足弓变浅所致。

（1）测量器材：身高测量仪（电子或者手动）。

(2) 测量方法：受试者赤足站在身高测量仪上，两足跟并拢。足尖分开成45°角，两臂自然下垂，躯干自然挺直，脊柱（胸段）、骶部和足跟与立柱保持接触。头部要正，两眼平视，使耳屏上缘与眼的外眦处于同一水平线上。测量者站在右侧将水平压板轻轻下滑，直至接触被测者头顶。测量者眼睛与水平压板成水平位，读数。测量误差不得超过0.5厘米（图4－5）。

(3) 测量注意事项：测量身高最好在上午。受测者躯干、下肢要充分伸直，但足跟不能离地，水平压板与头顶接触松紧要适度，头顶有辫结或发夹者要取下。

### （四）坐高

坐高是指人在坐位时头顶到坐凳面的垂直距离，它是反映躯干长度的指标。与身高相比可以反映躯干与下肢的比例。

(1) 测量器材：身高坐高计（坐板高度成人为40厘米，儿童为25厘米）。

(2) 测量方法：受试者坐在身高坐高计上，骶部、脊柱（胸段）及头部的位置要求与测量身高相同。两腿并拢，大腿与地面平行，小腿与大腿尽可能成直角。上肢自然下垂，两足踏在底板上（图4－6）。对测量者的要求和测量误差同身高测量。

(3) 测量注意事项：测量时先请受试者弯腰，使骶部紧靠立柱，再把躯干伸直。

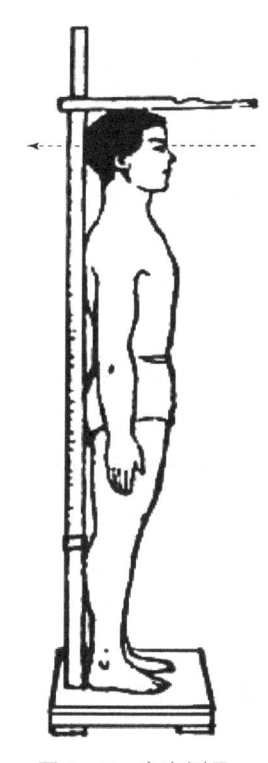

图4－5 身高测量

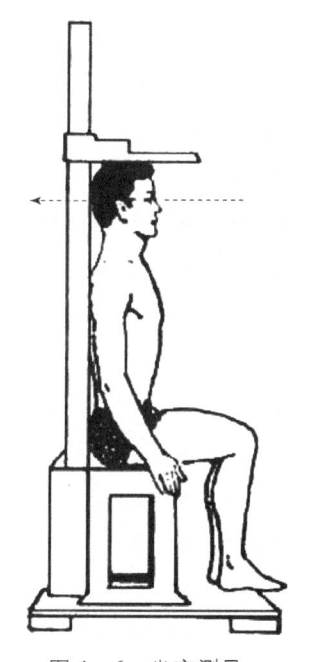

图4－6 坐高测量

## （五）四肢长

在身高相同时，上肢或下肢长者在某些运动项目可获得优势（如篮球、排球、投掷等），对选材有一定意义。

（1）测量仪器：带游标直钢尺（误差不超过0.2厘米）。

（2）测量方法：

①上肢长。受试者自然站立，上肢下垂于体侧，上臂、前臂、手掌成一直线。测量者将钢尺的固定齿端对准肩峰外侧缘的中点，移动钢尺的游标，使其抵达中指指尖。测量误差不得超过0.5厘米。

②下肢长。受试者自然站立，双足分开与肩同宽，测量股骨大转子上缘至地面距离，或测量髂前上棘至地面的距离（用前者测量方法测得的数据略小于下肢实际长度，而后者略大于下肢实际长度）。也可以用身高减去坐高代表下肢长度。

## （六）指距

（1）测量仪器：2米长的钢尺。

（2）测量方法：受试者自然站立，两上肢侧平举，掌心朝前，五指并拢。用钢尺测量左右两手中指尖之间距离，也可采用双臂张开胸部贴墙站立的方式测量指距（图4-7）。一般人指距与本人身高大致相同。

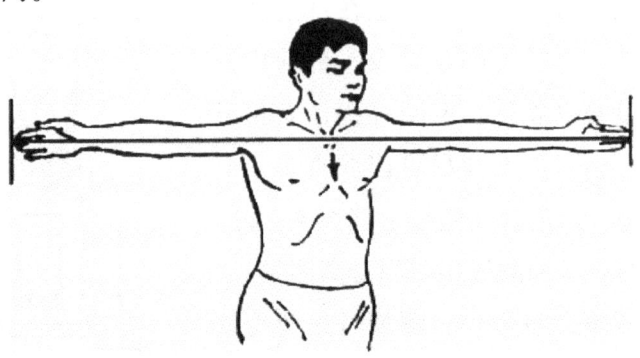

图4-7 指距长测量

## （七）四肢围度

四肢围度在一定程度上反映四肢肌肉发达程度，但在评定时要注意考虑皮褶厚度的影响。

（1）测量仪器：刻度为0.1厘米的带尺，使用前用钢尺校准，误差不得超过0.2厘米。

（2）测量方法：

①上臂紧张围和放松围。当测量上臂紧张围时，受试者上肢斜平举约45°，手掌向上握拳并用力屈肘。测量者在其侧面站立，将带尺在上臂肱二头肌最粗处绕一周，便可测得上臂紧张围。然后保持带尺位置不变，受试者肘关节伸直，并下垂于体侧，再测量上臂放松围（图4-8）。

上臂紧张围　　　　　　　　　　上臂放松围

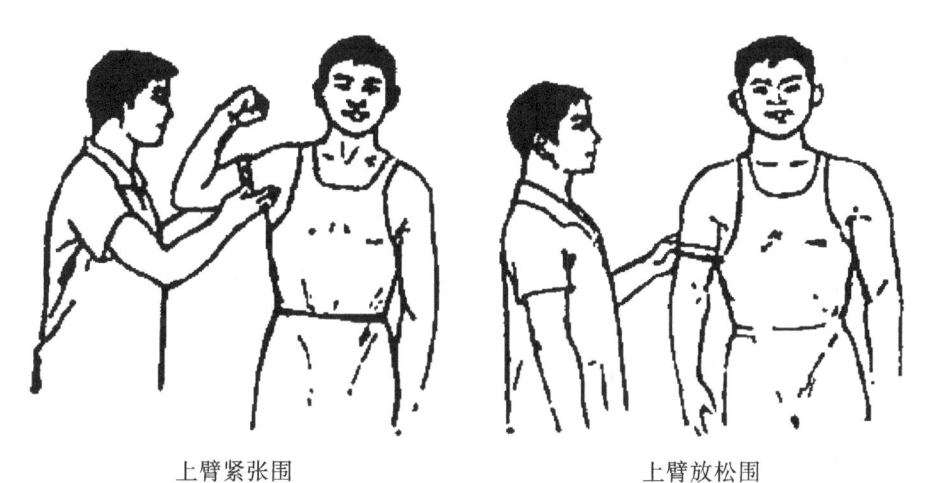

图4-8　四肢围度测量

②前臂围。受试者自然站立，上肢下垂，用带尺测量前臂最粗处的水平围度。

③大腿围。受试者自然站立，两脚分开与肩同宽，测量者站在侧面，带尺在臀皱襞下（最低处）水平环绕大腿一周进行测量，误差不得超过0.5厘米。

④小腿围。受试者姿势及对测量误差的要求均与上同。将带尺绕小腿最粗处一周进行测量。

### （八）胸围与呼吸差

胸围是胸廓最大围度，它反映胸廓的大小和胸部肌肉的发达情况。呼吸差是反映肺功能的指标。

(1) 测量仪器：带尺。

(2) 测量方法：

①胸围。受试者自然站立，两臂下垂，两脚分开与肩同宽。两测量者分别站在受试者的前面和后面。站在后面的测量者，将带尺上缘分别置于两肩胛骨下角下缘，并保持带尺的位置。站在前面的测量者再将带尺的下缘置于乳头上缘（对乳腺已发育的女性，带尺应放在第四胸肋关节处），受试者平静呼吸，测量者测量其呼气末、吸气开始前的胸围。测量误差不得超过1厘米。

②呼吸差。呼吸差是指最大吸气和最大呼气时胸围之差。一般人为5～7厘米，经常运动者可达8～10厘米，甚至12厘米以上。

③测量注意事项。测量过程中要保持带尺合适的松紧度（轻贴皮肤）以防止带尺位置移动。受试者不能低头、耸肩、挺胸等。

### （九）肩宽和骨盆宽

肩宽是指两肩峰间的直线距离，它是反映肩带骨骼、肌肉发育程度的横向指标。骨盆宽是指两侧髂嵴向外最突出点之间的直线距离，它是反映骨盆发育程度的指标。

(1) 测量仪器：测径规或骨盆测量器。测试前校正刻度，误差不得超过0.1厘米。

(2) 测量方法：

①肩宽。受试者自然站立，两肩放松。测量者站在其后面，用两食指沿受试者左右肩胛骨向外上方触摸至肩峰外侧中点，测量两

肩峰点之间的距离。误差不得超过0.3厘米。

②骨盆宽。受试者体位同上。测量者站在其前面，用食指沿受试者两侧髂嵴触摸至髂嵴级宽处的外缘（骨盆最宽处），测量最宽处两点之间的直线距离。误差不得超过0.3厘米。

### （十）体型分类及评定方法

**1. 测量仪器**

身高计、体重计、皮脂厚度计、镀铬游标卡尺、带尺。

**2. 测量项目及测量方法**

（1）测量项目：身高（厘米）、体重（千克）、三头肌处皮褶（毫米）、肩胛下皮褶（毫米）、髂嵴上皮褶（毫米）、小腿后皮褶（毫米）、上臂紧张围（厘米）、小腿围（厘米）、肱骨远端宽（厘米）、股骨远端宽（厘米）等。

（2）测量方法（骨径测定法）

①肱骨远端宽：受试者取坐位，前臂与上臂成90°，测量者面对受试者，用游标卡尺轻轻卡住肱骨内、外上髁（即肱骨远端最宽处）。测两次取平均值。

②股骨远端宽：受试者取坐位，小腿与大腿成90°，测量者面对受试者，用游标卡尺轻轻卡住股骨内、外上髁。测两次取平均值。

其余指标测量方法见本节第三部分。

**3. 体型分值计算方法**

测出上述10个指标后，按照下述方法，就可确定内因子（第Ⅰ因子）、中因子（第Ⅱ因子）和外因子（第Ⅲ因子）的分值。

（1）内因子计算方法。首先计算皮下脂肪量 $T$。

$T$(毫米) = 肱三头肌皮褶厚(毫米) + 肩胛下皮褶厚(毫米) + 髂嵴上皮褶厚(毫米)

如果身高超过170.18（厘米），则需将 $T$ 值进行修正。修正后的 $T$ 值 = 上述 $T$ 值 $\times 170.18$/身高。确定 $T$ 值后，第Ⅰ因子分值按下面公式计算：

第Ⅰ因子(分) $= -0.7182 + 0.1451T - 0.00068T^2 + 0.0000014T^3$

（2）中因子计算方法。首先计算修正上臂围（厘米）和修正小腿围（厘米）。

修正上臂围(厘米) = 上臂紧张围(厘米) − 肱三头肌皮褶厚(毫米)/10

修正小腿围(厘米) = 小腿围(厘米) − 小腿后皮褶厚(毫米)/10

第Ⅱ因子分值按下述公式计算：

第Ⅱ因子(分) = (0.858 × 肱骨远端宽 + 0.601 × 股骨远端宽 + 0.188 × 修正上臂围 + 0.161 × 修正小腿围) − (0.131 × 身高) + 4.50)

（3）外因子计算方法。首先计算身高体重（HWR）指数：身高体重指数 = 身高/体重$^{1/3}$。

当 HWR ≥ 40.75 时  第Ⅲ因子(分) = HWR × 0.732 − 28.58

当 38.25 < HWR < 40.75 时  第Ⅲ因子(分) = HWR × 0.463 − 17.63

当 HWR ≤ 38.25 时  第Ⅲ因子(分) = (HWR × 0.732 − 28.58) + 0.1

**4. 标出个体在体型圈上的位置**

图 4-9 是一个以二维构造表现的三角形坐标图。个体体型在体型图上的确切位置按下列公式计算：

$x$ = 第Ⅲ因子(分) − 第Ⅰ因子(分)

$y$ = 2 × 第Ⅱ因子(分) − [第Ⅰ因子(分) + 第Ⅲ因子(分)]

按照上述算法（3,3,3）、（4,4,4）都位于 $x$-$y$ 坐标的原点，即（0,0）。三个顶点（7-1-1）、（1-7-7）、（1-1-7）

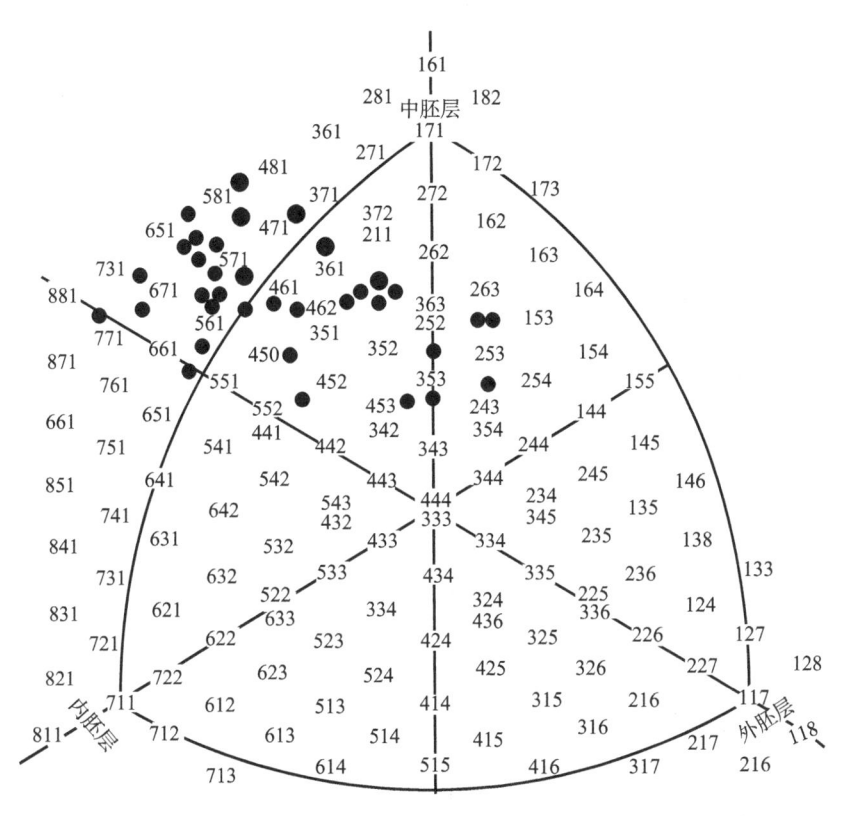

图4-9 希思-卡特定量分析群体体型分布图

的 $x$, $y$ 坐标分别是（-6，-6）、（0，12）、（6，-6）。每一个体型，用上述方法可算出它的 $x$, $y$ 坐标，从而可确定在体型图上的位置。个体在体型图上的位置越靠近这三个顶点中的一个，他就越偏向这种体型。例如，体型分别为2-6-1、5-3-3和2-3-4，则他们的体型分别为中胚层体型、内胚层体型和外胚层体型。

体型是身体各部位大小比例的形态特征。体型与人的心理因素、个性、行为以及健康状况等都有一定的联系。例如：内胚层体型的人擅长社交活动，喜爱娱乐和游戏；中胚层体型的人爱好运动，喜欢冒险；外胚层体型的人性格内向，不愿参加集体活动。实践证明，运动员的身体素质和从事的运动项目往往与其体型相适应，否则难以充分发挥运动水平。例如，属中胚层体型的运动员，速度、耐力素质比较突出。因此，体型对运动员选材具有重要意义。

体型的分类及评定方法较多，现介绍目前较广泛使用的希思-卡特体型测定法。该方法是将直接对人体进行测量所得的10个有关数据转换成三个分值，用这三个分值来表示各种成分的比值。从而能够准确地描述人的体型形态，将人的形态数量化。

## 四、身体成分、骨龄

### （一）身体成分

身体成分是指机体内各种组织、器官的总成分，它包括脂肪成分和非脂肪成分两大类。脂肪成分又称体脂重，它占体重的百分比是体脂率（F%）；非脂肪成分又叫瘦体重或去脂体重，它包括内脏、骨骼、肌肉、水分和矿物质等成分的质量。

在身体成分中，脂肪和肌肉的可变性较大，它受身体发育、健康、营养、遗传、体育锻炼、性别、年龄等因素的影响。一般正常成年人身体脂肪质量占身体总质量的10%~30%，肌肉质量占身体总质量的35%~40%[1]。

身体成分测量方法有水下称重法、皮褶厚度测量法、阻抗脂率测定法和超声扫描等。下面主要介绍皮褶厚度测量法。皮褶是指皮下脂肪的厚度，根据皮下脂肪厚度与体内脂肪量成比例原理，通过回归公式可计算体脂百分比。

**1. 皮褶厚度测量部位**

（1）肩胛下部：在肩胛下角1~2厘米处，与脊柱呈45°捏起皮褶。

---

[1] 许东菊. 体适能教学对幼儿身体成分影响的实验研究 [D]. 秦皇岛：河北科技师范学院，2024. DOI：10.27741/d.cnki.ghbkj.2024.000173.

（2）肱三头肌部：在肩峰顶与鹰嘴突连线的中点，垂直捏起皮褶。

（3）腹部：在脐旁2厘米处，垂直捏起皮褶。

（4）髂嵴上部：在腋前线与髂嵴上相交点，垂直捏起皮褶。

（5）大腿部：在大腿前面，髋和膝关节连线中点，垂直捏起皮褶。受试者足跟稍离地面，使大腿肌肉放松。

（6）小腿后部：受试者取坐位，小腿放松，在腘窝下5~6厘米处，垂直捏起皮褶。

**2. 皮褶厚度测量方法**

受试者站立，裸露被侧部位。测量者用左手拇指和食指将测量部位皮褶捏起（注意勿将肌肉捏起），右手持皮脂厚度计，在距离捏指1厘米处，用皮脂厚度计算两接点钳住皮褶，待指针稳定即读数，反复测量三次，求平均值。

**3. 体脂率（F%）推算公式**

Brozek 公式：$F\% = (4.570/D_b - 4.142) \times 100$

Siri 公式：$F\% = (4.95/D_b - 4.50) \times 100$

其中，$D_b$ 为皮褶厚度。

## （二）骨龄

骨龄，即骨骼的年龄。一般来说，与生长发育有关的年龄有两种：一种是指出生后开始计算的计时年龄称日历年龄（生活年龄），另一种是指人体出生后不同阶段的骨骼生长发育情况以判断个体发育的生物年龄即骨龄。

青春期骨骼发育能充分反映人体的发育状况，将婴儿期、儿童期及青春期骨骼的发育状况联系起来，可制定骨龄标准。

**1. 骨龄评定部位**

目前多采用手腕骨（包括手骨和尺桡骨远端）。手腕骨发育成熟顺序是：腕骨—远节指骨—掌骨—近节指骨—中节指骨—尺桡骨。

**2. 拍骨龄 X 线片的要求**

（1）拍摄左手腕部正位 X 线片，除拍摄手部关节的各块骨外，还应包括桡、尺骨远端骨干 2~3 厘米。

（2）管片距为 75~90 厘米。

（3）手的放置：左手掌面向下，紧贴暗盒，中指轴与前臂轴成直线，五指自然分开，拇指与手掌呈 30°。

（4）X 线机的球管中心正对第三掌骨头。手的放置位置非常重要，因为手腕位置不对，可引起某些骨的影像与发育等级的描述不同。

**3. 骨龄的评定**

首先要阅 X 线片。阅片时重点观察骨化中心的出现、籽骨的出现和骨骺闭合情况等。在评定骨龄时，为了快速地进行评定，首先观察已拍腕骨 X 线片，了解手腕部骨化中心出现与骨骺闭合情况，并与表 4-1 进行对照，这样可大致判断骨龄范围，再对照标准骨龄片进行评定。

表 4-1 手腕部骨化中心出现与骨骺闭合年龄表

| 部位 | 项目 | 骨骺出现和闭合年龄 ||
|---|---|---|---|
| | | 男 | 女 |
| 尺桡骨远端 | 桡骨远端骨骺出现 | 7月~8岁 | 7月~3岁 |
| | 桡骨远端骨骺闭合 | 17~20岁 | 17~20岁 |
| | 尺骨远端骨骺出现 | 6~11岁 | 7~8岁 |
| | 尺骨远端骨骺闭合 | 18~20岁 | 16~20岁 |
| 腕骨 | 头骨出现 | 初生~1岁 | 初生~1岁 |
| | 钩骨出现 | 初生~1岁 | 初生~1岁 |
| | 三角骨出现 | 2~6岁 | 2~4岁 |
| | 月骨出现 | 3~7岁 | 2~5岁 |

续表

| 部位 | 项目 | 骨骺出现和闭合年龄 男 | 骨骺出现和闭合年龄 女 |
|---|---|---|---|
| 腕骨 | 舟状骨出现 | 5~7岁 | 3~5岁 |
| 腕骨 | 大多角骨出现 | 4~7岁 | 3~5岁 |
| 腕骨 | 小多角骨出现 | 4~10岁 | 3~5岁 |
| 腕骨 | 豆骨出现 | 10~16岁 | 9~14岁 |
| 掌指骨 | 掌指骨近端骨骺出现 | 1~7岁 | 7月~3岁 |
| 掌指骨 | 掌指骨近端骨骺闭合 | 15~20岁 | 14~16岁 |
| 掌指骨 | 掌指骨远端骨骺出现 | 1~6岁 | 7月~2岁 |
| 掌指骨 | 掌指骨远端骨骺闭合 | 15~20岁 | 14~16岁 |

### 4. 骨龄应用价值

骨龄在临床、少儿保健和运动员选材等方面有广泛应用价值。研究表明，根据骨龄可正确地判断个体发育成熟程度，按骨龄和生活年龄的差值，可分为早熟、正常和晚熟三种类型的骨龄。两者差值在±1.0年以内者为正常型。骨龄大于生活年龄一年以上为早熟型。骨龄小于生活年龄一年以上为晚熟型。由于骨骼成熟早晚与身高关系密切（相关系数为0.5），因此，可利用骨龄预测身高。骨龄小、身材矮的儿童成年后可达到正常身高；骨龄小、身材较高的儿童可发展为高身材；骨龄大而身材矮的儿童最终可能为矮小身材。这对运动员选材具有实用价值。另外，据报道，女生第一掌骨远端籽骨出现后10个月才出现月经初潮，两者相关系数为0.93，骨龄还可以帮助诊断生长障碍性内分泌疾病，骨龄过小是先天性甲状腺功能减退的重要特征。如呆小症儿童平均骨龄较平均生活年龄小4.8岁。

## 五、心血管功能的评价

心血管系统功能可以反映人体内脏器官发育水平、体质强弱和练习水平①。

## （一）心脏形态

用叩诊法可检查心脏的大小。正常心脏相对浊音界，右界在 2～3 肋间处距前正中线约 2～3 厘米；在第四肋间处距前正中线 3～4 厘米；左界在第二肋间处几乎与胸骨左缘相合，在第五肋间处距前正中线约 7～9 厘米（在锁骨中线内）。通过 X 线摄片或超声心动图检查能更确切地确定心脏的大小。

在运动练习中常以心脏的大小来评价体育锻炼效果。由于长期运动练习所致的心脏增大，称为运动性心脏增大，它是对运动适应的结果。运动性心脏增大与病理性心脏增大有本质上的区别，运动性心脏增大除心脏质量增大外，还伴有一系列良好的心血管系统功能。如安静时心动徐缓，每搏输出量和每分输出量增加，安静时血压下降，最大吸氧量增加，运动负荷试验反应良好等。而病理性心脏增大，是由于心血管系统疾病所致，除有心脏体积增大之外，还伴有心功能不全的表现，如安静时心率加快（或减慢），心律不齐，出现病理性心脏杂音，运动负荷试验反应不良等。因此，当发现运动员心脏增大时，应与病理性心脏增大加以区别，尤其要注意两者在心脏组织学方面的差异。

## （二）心率

心率是指每分钟心脏搏动的次数。随着年龄的增长，心率逐渐减慢，至青春期时接近成人的水平。一般女性心率比男性稍快。安静时健康成年人的心率为 60～80 次/分。成年人每分钟心率在 60 次以下者为心动过缓，每分钟 110 次以上者为心动过速。中学生处于

---

① 程宙明. 抗阻和有氧训练对大学生最大摄氧量的影响及其运动适应机制的研究 [D]. 上海市：华东师范大学，2017.

青少年时期，该时期生长速度和新陈代谢速度快，心率相对于成年人也要快一些，正常青少年的心率是60~100次/分，青少年体育爱好者和运动员正常心率为50~60次/分。

**1. 测量安静心率方法**

测量前让受试者静坐（或卧床）10分钟以上，保持情绪稳定，周围环境清静。测量者坐在受试者前面，将听诊器置于受试者心前区或心尖部进行听诊，计算1分钟的心搏次数。

**2. 运动后即时心率**

运动后即时心率是指测量运动后即刻的心率。常用方法是测量10秒心搏次数乘以6换算成心率。由于剧烈运动后心率极快，上述方法测量误差较大，因而目前较多采用测量运动后30次心搏所需要的时间来计算心率。计算公式为 $HR = 180/t_{30}$，$HR$ 代表心率（次/分），$t_{30}$ 代表30次心搏所需时间。例如，某人 $t_{30} = 12$ 秒，运动后即时心率为150次/分。

心率的快慢可反映心肌的耗氧量，并可间接反映机体的生理适宜负荷量。目前，中学生锻炼适宜负荷量的平均心率标准为120~140次/分，或130~150次/分。

国内外学者研究认为，用心率控制运动强度是可行的，尤其用心率控制耐力强度最为普遍，如德国的克莱斯提出耐力负荷适宜强度公式是：

（本人最高心率－运动前安静心率）/2＋运动前心率

一般估计最高心率可用220减去年龄。中学生健身跑一般可用170减去年龄数确定其最高心率，以此来控制运动强度。

## （三）脉率

心脏搏动所引起的压力变化，使主动脉管壁发生振动，振动沿着动脉管壁向外周传递，形成动脉脉搏。每分钟脉搏称脉率。脉率随年龄增长而逐渐下降,19岁时趋于稳定。

**1. 安静脉率**

安静脉率测量方法是受试者坐于测量者右侧,右前掌放在桌面上,掌心向上。测量者的食指、中指和无名指触摸受试者腕部桡侧的桡动脉。正式计算脉率前,应连续测量三个10秒的脉搏数,以判断受试者是否处于安静状态。当三次值相同或其中两次值相同并与另一次相差不超过一次时,可认为受试者处于相对安静状态,否则,应令受试者休息直到符合上述要求时再测量。

**2. 基础脉搏**

基础脉搏是指清晨起床之前的安静脉搏。在正常情况下,基础脉搏是相当稳定的。我国健康成年人为60~70次/分,其测量方法及要求与测量安静脉搏相同。

基础脉搏可用来衡量机体健康状况。当身体健康、功能状况良好时,基础脉率稳定,并随着练习水平、健康状况提高而日趋平衡下降。如果每分钟晨脉比平时增加12次以上,表示身体状况不良;如果运动量过大、过度疲劳或感染疾病等,应注意分析原因。

### (四) 动脉血压

动脉血压是指心脏收缩,血液流经血管时管壁所产生的压力。

**1. 安静时血压**

健康人安静时动脉血压比较稳定,波动范围较小。收缩压和舒张压随着年龄增长而逐渐增高,男性的血压比女性略高。收缩压和舒张压持续超过18.66/12 KPa(140/90 mmHg)为临界高血压,持续高于21.33/12.66 KPa(160/95 mmHg)为高血压。收缩压和舒张压低于12/6.66 KPa(90/50 mmHg)为低血压。在正常情况下,随着练习程度的提高,安静血压略有降低。如果早晨安静时血压波动比同年龄儿童高2~2.66 KP(15~20 mmHg),持续一段时间不复原，又无其他引起血压升高的诱因，可能是由于运动负荷过大引起的。如果早晨安静时血压持续比平时高出20%以上，可能是过度疲劳的先兆。

当测量血压时，受试者坐在测量者对面右侧，右臂伸直平放在桌面上。血压计放置高度与受试者右臂、右心房处于同一水平线上（即坐位时与第四肋同高，卧位时与腋中线持平）。将袖带缠于上臂，袖带下缘距肘窝约2厘米。用手指触摸肱动脉搏动后将听诊器胸端置于该处，另一只手握橡皮球打气加压，使水银柱上升，直到听不到肱动脉的搏动音，再使压力升高2.66 KPa（20 mmHg），然后慢慢排气。当第一次听到搏动音时，在压力表上所指示的血压为收缩压，继续排气至声音突然变弱时，压力表所指示的压力为舒张压变音点。再继续减压，搏动音消失瞬间的水银柱高度为舒张压消音点。

**2. 运动时的血压**

运动中，心脏输出量增大，使动脉压升高。一般情况下，在运动中血压的变化使收缩压和舒张压都有上升，但较长时间、全身性、动力性运动，由于骨骼肌中大量血管扩张，外围阻力下降，常出现收缩压升高而舒张压却变化不大（如果大强度运动甚至舒张压下降）。在力量练习中的等长练习时，因大面积和最大限度地增加肌肉的张力，使肌肉内血管受挤压，从而增大动脉血流的外围阻力，同时也增加静脉的回流，所以收缩压和舒张压都显著增高。因此，常导致力量型运动员心肌肥厚。若运动时收缩压升高不明显甚至不变，而舒张压升高或不变，这可能是由于过度练习、病后未愈或机能状况不良所引起的。

## 六、心肺功能负荷试验

心肺功能可反映人体的身体发育水平、体质的强弱和练习水平的高低。

评定人体心肺功能的主要方法是通过定量负荷试验,因为人体在安静时心率、呼吸频率较慢,肺泡面积仅开放约1/20。如果单纯测量安静时的心肺功能不足以说明心肺功能的潜力。但当给机体以定量负荷时,心搏量、肺通气量、吸氧量等需要将增加几倍或几十倍,这样才容易表现出心肺功能的水平。

### (一) 心血管机能试验

**1. 一次负荷试验**

(1) 30秒20次蹲起。此试验负荷量较小,适用于初期参加体育锻炼者及少儿。

试验方法:让受试者静坐10分钟,测量安静时心率和血压,然后令其30秒钟匀速蹲起20次。下蹲时足跟不离地,两膝要深屈,两上肢前平举,起立时恢复站立时姿势。蹲起至20次结束后立即测10秒钟的脉搏,紧接着在后50秒内测血压。如此连续测3分钟。

评定:负荷后脉搏上升不多,血压中等升高,3分钟内血压和脉搏基本恢复到安静时水平者,评定为机能良好;负荷后脉搏明显上升,血压上升不明显或明显,3分钟内血压和脉搏均未恢复到安静时水平者,评定为机能较差。

(2) 30秒钟30次蹲起。此试验负荷量较大,适用于运动能力较好的中学生。

试验方法:①让受试者静坐10分钟,测15秒的脉搏数。将所得数乘以4为安静脉率(以$P_1$代表)。②受试者30秒内做30次蹲起(要求同上),之后测即时脉率(以$P_2$代表)。③休息1分钟后,再测15秒脉率,将该数乘以4为恢复期脉率(以$P_3$代表)。④计算心功指数:心功指数$K = (P_1 + P_2 + P_3 - 200)/10$。

评价:K小于或等于0,心功能为最好;K在0~5为很好;K

在 6~10 为一般；K 在 11~15 为较差；K 大于 16 为很差。以上评价标准适用于身体素质好的中学生。

根据以上方法还可以计算负荷后脉搏上升的百分比，制定评价标准：

$$负荷后脉搏上升\% = (P_2 - P_1)/P_1 \times 100\%$$

脉率上升在 70% 以内为正常，上升比例越小表示心功能越好。

(3) 原地 15 秒快跑。测定受试者安静时的脉搏和血压，然后令其以 100 米赛跑的速度原地跑 15 秒后，立即测 10 秒的脉搏。紧接着在后 50 秒内测血压。如此连续共测 4 分钟。

评定：根据负荷后心率和血压升降幅度及其恢复时间进行评定，一般有五种反应类型。

①正常反应。负荷后脉搏和收缩压适度增加，舒张压轻度下降或保持不变。脉率和血压在负荷后 3~5 分钟内恢复到安静水平，说明机能良好。

②紧张性增高反应。负荷后脉搏明显加快，收缩压明显升高，可达 24 KPa，舒张压增加，幅度超过 2.7 KPa，恢复时间延长。这种反应多见于高血压和练习水平低的人，青少年中出现此种情况多因心血管系统发育不完善、兴奋性较高所引起。

③梯形反应。负荷后收缩压不是在第一分钟达到最高，而是第二或第三分钟出现最高值，或为梯形上升。脉率明显上升，舒张压上升或不变，恢复时间明显延长。多数学者认为这是心血管系统机能不良出现的惰性现象。多见于过度练习早期，病后身体机能未恢复以及对速度负荷不适应者。

④紧张性不全反应。该类型又分为两种情况。第一种是负荷后舒张压为 0，并持续在 2 分钟以上，收缩压上升不明显，脉率明显上升，恢复时间延长。这是因血管张力明显下降，调节血管张力的神经中枢发生改变（由于疲劳、酸性代谢产物刺激等）引起的，是机能不良或过度练习的早期征象。另一种是舒张压为 0，持续时间少于

2分钟,脉率快,收缩压较高,恢复快。多见于身体素质较好的男学生进行剧烈运动之后。

⑤无力性反应。负荷后脉搏明显加快,收缩压升高不明显(少于2 KPa)或不升高,舒张压升高或不变,恢复时间延长,这表明每搏输出量减少,心脏收缩无力,多见于明显疲劳的人。

特别强调,该试验结果的评定要通过多次重复测定才能作出结论。

**2. 布兰奇心功指数(BI)**

试验步骤如下:

(1)让受试者静坐15分钟后连续测3次测量10秒心率及血压。

(2)计算布兰奇心功指数(BI)。

BI = 心率(次/分) × [收缩压(mmHg) + 舒张压(mmHg)]/100

评定标准:BI在110~164内为心血管功能正常(平均值是140)。如果超过200,应对心血管功能进一步检查。

该试验在评定心率的同时还考虑了血压因素,因而能较全面地反映心脏和血管的功能。

**3. 哈佛台阶试验**

哈佛(Harvard)台阶试验广泛应用于判断中学生心血管功能。试验时要求受试中学生在40厘米高(女子35厘米)的台阶上每分钟登台阶(上下)30次,连续运动3分钟。登台阶时,腿要伸直。负荷后测定第2、3、5分钟的前30秒的脉搏数,然后用下面公式求台阶指数:

台阶指数 = 登台阶持续运动时间(秒)/[2 × (恢复期2、3、5分钟前30秒脉搏之和)] × 100

评定指数越大,心功能越好。指数小于55为劣;55~64为中;65~69为中上;80~89为良好;大于90为优。

## (二) 呼吸系统机能试验

**1. 肺活量**

肺活量是人体尽量深吸气后再尽力呼出气体的总量。它是反映人体通气的指标之一。测量时，受试者面对肺活量计站立，先做一两次深呼吸，再吸一口气后将气尽量呼出，直到不能再呼气为止。测量3次，取最大值。呼气时要保持身体直立，不许弯腰和换气。测量肺活量用的吹嘴要进行消毒或者更换。我国男性肺活量正常值约为3 500~4 000毫升，女性约为3 000~3 500毫升。

**2. 5次肺活量试验**

连续进行5次肺活量测试，每次间隔15秒（包括吹气时间在内），记录每次的结果。若每次肺活量值基本相同或逐次增加者为呼吸机能良好。当5次结果呈逐渐下降趋势，尤其是最后2次明显下降者为机能不良（如机体疲劳、患病等）。

**3. 肺活量运动负荷试验**

先测量安静时肺活量，然后做定量负荷（如30秒20次蹲起、1分钟台阶试验或3分钟原地高抬腿跑等），运动后立即测肺活量，每分钟一次，共测5次，记录结果。负荷后的5次肺活量结果逐渐增大或保持安静时水平为机能良好，如果运动后的5次结果呈逐渐下降趋势，到第5分钟时仍未恢复到负荷前水平，说明机能不良。

**4. 屏气试验**

屏气试验是指测量受试者深吸气（或深呼气）后的屏气时间的试验。试验前先令受试者安静休息，自然呼吸，当听到"开始"的口令，受试者做一次深吸气（或深呼气）后立即屏气（为防止漏气可用手捏住鼻子），同时开始用秒表计时，直至不能再屏气为止，此时按停秒表，记录时间。我国一般健康男子深吸气的屏气时间为

35~45秒，女子为25~35秒。一般健康男子深呼气后的屏气时间为20~30秒，女子为15~25秒。屏气时间越长，对缺氧的耐受能力和氧储备水平就越高。经常参加体育锻炼的人，深吸气后的屏气时间可达60秒以上，深呼气后的屏气时间也可在40秒以上。

**5. 重复屏气试验**

重复屏气试验是指连续测量受测者3次屏气时间，每次间隔45秒。若重复测量的屏气时间逐次延长，表示呼吸循环系统的机能水平高。延长的时间越长，表示机能水平越好，否则，机能水平越差[①]。

## 七、神经系统机能检查

人体对各种应激原的应激适应能力在很大程度上取决于中枢神经（尤其是交感神经和副交感神经）的兴奋性和调节功能。

### （一）直立试验

受试者卧床休息2~3分钟后，测1分钟脉率，然后缓慢站起来，再数脉搏1分钟。正常反应为脉搏增加12~18次/分，超过此数时表示交感神经兴奋性增强，若增加不足6次者，说明交感神经兴奋性减弱。

### （二）卧倒试验

方法与直立试验相反。先让受试者站立，测定安静时1分钟脉搏数，然后令其缓慢躺下，隔15秒后再测1分钟脉搏数，如每分钟脉搏次数减少6~14次，说明副交感神经兴奋性正常，如超过以上

---

① 周志雄. 透析《学生体质健康标准》中心血管功能评定指标存在的问题[J]. 体育教学，2006，(5).

范围，说明副交感神经兴奋性增强。

### （三）皮肤划痕试验

用钝头针在胸部皮肤上划痕 3~5 条，以刺激皮肤血管的植物神经末梢，再观察出现的反应。如划痕后出现明显白色痕纹，持续 30 秒以上，表示交感神经兴奋性增高；如划痕后出现红色痕纹，持续 20 秒以上，表示副交感神经兴奋性增高；如出现显著红色痕纹，且略浮肿突出，并持续 30 秒以上，表示副交感神经兴奋性显著增高。

### （四）鸡皮疙瘩反应试验

利用寒冷（冰水或冰袋）刺激颈部或腋窝部，刺激 2~3 秒后，若出现鸡皮疙瘩（立毛肌收缩），并持续 20~30 秒以上，提示交感神经紧张度增加。

### （五）阿氏（Aschner）眼球压迫法

受试者仰卧、闭眼，检查者以手指在上眼睑以中等强度压迫一侧（或双侧）眼球，观察是否出现徐脉现象。因为压迫眼球刺激了三叉神经末梢，反射性引起迷走神经兴奋，使心跳减慢。减慢程度越明显，提示副交感神经越敏感。标准为：脉搏减少 10~19 次/分（+），减少 20~29 次/分（++），减少 30 次以上（+++），出现短暂脉搏停止，并伴有嗳憋气、呕吐等症状（++++）。

随着科学技术的发展，衡量植物神经功能的新方法陆续出现，如欧美各国现已使用皮肤电测量仪来反映人的紧张情绪。因为人的皮肤中分布丰富的植物神经，当紧张应激时，这些神经细胞活动会改变引起皮肤电位很大波动，其信号通过传感器转变成电信号而被显示和记录。

# 第二部分

# 常见运动损伤、疾病的预防和处理

# 第一章
# 运动性疾病的防治

运动性疾病，一般多指因肌体对运动刺激不适应或运动安排不当造成体内功能紊乱而出现的疾病、综合征或异常的现象。在体育活动中，运动性疾病时有发生，主要与体育锻炼者的身体形态，锻炼的负荷安排，锻炼的时间、环境及锻炼的方式、方法等因素有关。

## 一、过度紧张

过度紧张是在训练或比赛时，运动负荷超出了机体所能承受的能力而引起的病理状态，多发生于运动比赛经验不足、体育锻炼基础差、长期中断训练或有某种疾病的人，特别是患有高血压、心脏病的人，如果勉强去完成剧烈的运动或比赛，都可能发生过度紧张[1]。过度紧张的表现如下：

### （一）急性胃肠功能紊乱及运动应激性溃疡

急性胃肠功能紊乱是过度紧张中最常见的一种，常在剧烈运动

---

[1] 刘京鹏.青少年摔跤运动员赛前心理问题与解决对策研究［J］.青少年体育，2022，（06）：80－81＋114.

后即刻或短时间内发病,出现恶心、呕吐、头痛及头晕,面色苍白,呈衰弱状态,呕吐物为食物、黏液及水。有的人在运动后仅有恶心或不适感,仍可少量进食;有的人在运动后 8～10 小时发生呕吐。体检时,腹部有轻微压痛,脉搏稍快,血压多数正常。运动后发生呕吐,可能不是因为胃酸过多,而是运动时发生的物理原因所致。

运动应激性溃疡是指在高强度或长时间运动后,由于身体应激反应导致的胃黏膜损伤或溃疡。这种情况常见于运动员或从事剧烈运动的人群。

产生的原因可能是剧烈运动时,胃肠道血流减少,胃黏膜缺血受损;或者是运动刺激交感神经系统,促使胃酸分泌增多,损伤胃黏膜;也有可能是跑步等运动中的震动直接损伤胃黏膜;此外,运动引发的全身炎症反应可能加剧胃黏膜损伤。

因此,应当避免空腹运动,适当减小运动强度;避免刺激性食物;症状出现后应适当服用:质子泵抑制剂、H2 受体拮抗剂等抑制胃酸药物。

### (二) 昏厥

昏厥是指在运动中或运动后,由于供血量的减少或脑血管的痉挛,引起脑部突然供血不足而发生的暂时性知觉丧失。昏厥前,常有全身软弱、头晕、耳鸣、眼前发黑、面色苍白。昏厥后,意识丧失或模糊不清,面色苍白,手足发凉,出冷汗,脉率增快或正常,血压降低或正常,呼吸慢或增快。一般在昏厥片刻后,由于脑贫血消除,病人意识很快恢复。但也有经过 3～4 小时才恢复的。清醒后,病人精神不佳,仍有头痛、头晕、全身无力,也可有恶心、呕吐,个别病人可出现逆行性健忘。

造成一时性脑贫血的原因有多种。精神过分激动,可反射性地引起血管紧张性降低,周围小血管扩张,血压下降,导致脑部供血不足;长时间站立或久蹲后突然起立,由于植物性神经功能失调等,引起直立位低血压；疾跑后立即站立不动，下肢毛细血管和静脉失去肌肉收缩对它们的节律性挤压作用，再加上血液本身的重力关系，使大量血液积聚在下肢舒张的血管中，导致回心血量和心输出量的减少；吸气后使劲憋气，例如，缓慢地推起最重杠铃时，由于胸内压和肺内压显著增加，引起回心血量和心输出量的减少，可出现短暂的昏厥前状态。

### （三）急性心脏功能不全和心肌损伤

急性心脏功能不全和心肌损伤表现为运动后出现头晕、眼花、步态不稳、面色苍白，身体急剧衰弱，呼吸困难，可有恶心、呕吐、咳嗽、咯血沫痰、胸痛甚至意识丧失。检查时可见脉快而弱，或节律不齐、血压降低等。

极个别人在剧烈运动后出现心肌梗死，多数为年龄较大者。

### （四）脑血管痉挛

脑血管痉挛表现为运动后突然发生一侧肢体麻木、动作不灵活或麻痹，同时伴有头痛、恶心及呕吐。

### （五）预防和处理

**1. 预防**

体育锻炼基础较差者，不可勉强参加紧张的训练或比赛，活动前要做好充分的准备活动，并注意加强身体的全面训练，运动量的增加要做到循序渐进。患病时应积极治疗并注意休息，避免剧烈运动。伤病初愈或由于其他原因中断体育锻炼后再重新参加锻炼时，要逐渐增加运动量，不要立即进行大强度训练或剧烈比赛。在参加体力负担较重的比赛前，应做全面深入的体格检查，禁止高血压、心脏病患者和身体不合格者参加比赛。

**2. 处理**

轻微的过度紧张，应让患者安静平卧，并注意保暖，可服用热糖水或镇静剂，一般经短时间休息即可恢复。对心脏功能不全的病人，应处半卧位，保持安静，并针刺或掐内关、足三里等穴位。若有昏迷，可掐人中、百会、合谷、涌泉等穴位，并请医生处理。

## 二、延迟性肌肉酸痛

### （一）出现原因

延迟性肌肉酸痛是由于运动时肌肉活动量过大，引起局部肌纤维及结缔组织的细微损伤，以及部分肌纤维的痉挛所致。这种酸痛不是发生在运动结束后的即刻，而是发生在运动结束后 1~2 天，因此称为延迟性疼痛。由于这种酸痛现象只是局部肌纤维的细微损伤和痉挛，不影响整块肌肉的运动功能。所以，酸痛后经过肌肉内部对细微损伤的修复，肌肉组织会变得更加强壮，以后同样负荷将不易再发生酸痛。

一般在运动后的 24 小时之内出现肌肉僵硬、酸痛和自觉酸痛部位肿胀，有压痛，多发生于双下肢主要伸、屈肌群，而肌肉远端和肌肉—肌腱移行处常常症状较重，严重者肌肉全长发生疼痛，且以肌腹为主。在 24~48 小时之内，酸痛达到高峰，之后可自行缓解，5~7 天消失[①]。

---

① 武强，李海伟，杨欢. 延迟性肌肉酸痛人体模型研究进展 [C]//中国体育科学学会. 第十三届全国体育科学大会论文摘要集——专题报告（运动医学分会）. 山西师范大学体育学院，2023：3. DOI：10.26914/c.cnkihy.2023.063255.

## （二）预防和处理

**1. 预防**

锻炼时，要充分做好各项准备活动，注意循序渐进。把握运动强度及运动量的递进性原则，根据自身的身体状况安排锻炼负荷，尽量避免局部肌肉负担过重。锻炼后，要对主要的工作肌肉进行推拿按摩。

**2. 处理**

对酸痛部位进行热敷或按摩，还可配合做一些伸展练习，也可口服维生素 C 以缓解症状，另外针灸、电疗等也有一定的作用。

## 三、运动中腹痛

### （一）出现原因

运动中腹痛多数在中长跑时产生。主要因准备活动不充分，开始时运动过于剧烈，或者跑得过快，内脏器官功能尚未达到运动状态，致使脏腑功能失调，引起腹痛；也有人因运动前吃得过饱，饮水过多，以及腹部受凉，引起胃肠痉挛而出现腹痛；少数因运动时间过长或过于剧烈，使下腔静脉压力上升，引起血液回流受阻；或者因肝脾淤血，膈肌运动异常，致使两肋胀痛而出现腹痛。

### （二）预防和处理

**1. 预防**

饭后一小时可进行运动，但要做好准备活动，运动要循序渐进，并注意呼吸节奏，夏季运动要适当补充盐分，对于各种慢性疾病引起的腹痛应及时就医检查，病愈之前，应在医生和体育教师指导下进行锻炼。

**2. 处理**

如果没有器质性病变迹象，一般可采用减慢跑速、加深呼吸、按摩疼痛部位或弯腰跑等方法处理，疼痛常可减轻或消失。如疼痛仍不减轻，甚至加重，就应停止运动，并口服十滴水或溴丙胺太林（每次一片），或揉内关、足三里、大肠俞等穴位。若仍不见效，应送往医院进一步检查。

## 四、运动性贫血

### （一）出现原因

血液中的红细胞数与血红蛋白量低于正常值，称为贫血。因运动引起的血红蛋白量减少，即称为运动性贫血。

其发病的主要原因有：

（1）运动时，肌肉对蛋白质和铁的需要量增加，一旦需求量得不到满足，即可引起运动性贫血。

（2）剧烈运动时血流加速，易引起红细胞破裂，致使红细胞的新生与衰亡之间的平衡遭到破坏，从而导致运动性贫血。

运动性贫血发病缓慢，其临床表现有头晕、恶心、呕吐、气喘、体力下降。运动后心悸、心率加快、脸色苍白等。

### （二）预防和处理

**1. 预防**

运动时要遵循循序渐进和个别对待的原则，合理调整饮食，如运动时经常有头晕现象，应及时诊断医治，以利于正常参加体育锻炼。

**2. 处理**

如运动中（后）出现头晕、无力、恶心等现象时，应适当减小运动量，必要时暂停运动，并补充富含蛋白质和铁的食物，口服硫酸亚铁，这对缺铁性贫血的治疗有明显效果。

## 五、运动性昏厥

### （一）出现原因

在运动中，由于脑部突然血液供给不足而发生的暂时性知觉丧失现象，叫作运动性昏厥。这是由于剧烈运动或长时间运动，大量血液积聚在下肢，回心血量减少所致，也和剧烈运动后引起的低血糖有关。

运动性昏厥表现为全身无力、头昏耳鸣、眼前发黑、面色苍白、失去知觉、突然昏倒、手足发凉、脉搏慢而弱、血压降低、呼吸缓慢等。

### （二）预防和处理

**1. 预防**

平时要经常坚持体育锻炼，以增强体质，久蹲后不要突然起立；不要带病参加剧烈运动；疾跑后不要立即停下来；不要在饥饿的情况下参加剧烈运动。

**2. 处理**

若出现运动性昏厥，应立即使患者平卧，足略高于头部，并进行由小腿经大腿向心脏方向推摩或拍击。同时用手指按压人中、合谷等穴位，必要时给氨水闻嗅。若出现呕吐，应将患者头偏向一侧。如停止呼吸，应立即进行人工呼吸。轻度休克者，应由同伴搀扶慢走一段时间,帮助其进行深呼吸,即可消除症状。

## 六、肌肉痉挛

肌肉痉挛就是我们通常所说的"抽筋",它是肌肉发生不自主的强直收缩所引起的一种现象。体育锻炼中最容易发生痉挛的部位是小腿后群(俗称"小腿肚子")和脚底的肌肉。

### (一)出现原因

(1)寒冷的刺激。在寒冷的环境中运动时,假如没做准备活动,或者准备活动做得不充分,肌肉受寒冷的刺激就可能发生"抽筋"。例如,游泳时受到冷水的刺激,冬季户外活动时受到冷空气的刺激,都可能发生肌肉痉挛。

(2)疲劳。身体疲劳的时候,肌肉的正常生理功能会下降。疲劳的肌肉往往血液循环和能量物质代谢有改变,肌肉中会有大量乳酸堆积,乳酸不断地对肌肉的收缩物质起作用,就会产生痉挛。因而当身体疲劳时,特别是局部肌肉疲劳状态下再进行剧烈运动或突然紧张用力的动作时,就更容易引起肌肉痉挛。

(3)大量出汗。在高温季节或进行长时间剧烈运动时,就会大量出汗。汗的主要成分是水,但也含有少量的盐。出汗多,盐的损失也就多,盐与肌肉的兴奋性有关,流失过多的盐,肌肉的兴奋性增高,就会导致"抽筋"。

### (二)预防和处理

**1. 预防**

预防肌肉痉挛首要的是加强体育锻炼,提高健康水平和身体素质,尤其应注意提高耐寒能力和耐久力。另外,运动前必须认真做好准备活动，让全身都活动开，对容易发生"抽筋"的肌肉可事先做适当按摩。冬季锻炼时要注意保暖，夏季运动尤其是进行剧烈运动或长时间运动时，可适当喝点淡盐水。疲劳和饥饿时不要进行剧烈运动。游泳下水前应先用冷水冲淋全身，使身体逐渐适应冷水刺激，水温过低时游泳时间不宜太长。

**2. 处理**

"抽筋"时，肌肉僵硬，疼痛难忍，而且一时不易缓解，邻近的关节活动也受到限制。出现不太严重的肌肉痉挛时，只要向相反的方向牵引痉挛的肌肉，一般都可缓解。例如，当"小腿肚子"痉挛时，可以伸直膝关节，勾起脚尖，双手握住脚用力向上牵拉即可。此外，还可以配合局部按摩和点掐针刺委中、承山、涌泉等穴位。处理时要注意保暖。牵引时用力要均匀、缓慢，以免造成肌肉拉伤。

## 七、运动中暑

### （一）出现原因

在高温环境、长时间体育锻炼中易发生运动中暑，尤其在温度高、通风不良、头部缺乏保护、被烈日直接照射的情况下，最容易发生。中暑早期会有头晕、头痛、呕吐现象，逐步发展为体温升高，皮肤灼热干燥，严重者可出现精神失常、虚脱、抽搐、心律失常、血压下降，甚至昏迷危及生命。

### （二）预防和处理

**1. 预防**

在高温炎热季节锻炼时，应适当减少运动量和锻炼时间，避免在烈日下长时间锻炼；夏天在室外锻炼时，应戴白色帽子，穿宽敞薄衣;在室内锻炼时,应保持良好的通风并备有低糖含盐的饮料。

**2. 处理**

首先将患者扶送到阴凉通风处休息,同时采取降温消暑措施,如解开衣领、额部冷敷使头部降温,喝些清凉饮料、十滴水,并补充生理盐水或葡萄糖生理盐水等。

严重患者,经临时处理后,应迅速送往医院接受进一步治疗。

## 八、低血糖症

正常人的血糖维持在一定的水平 3.9~6.1 mmol/L。当血糖低于 2.8 mmol/L 时,可出现一系列症状,称为低血糖症。

运动时肌肉收缩要消耗能量,而能量主要来源于体内糖的氧化,因而消耗的是体内的糖。长时间剧烈运动时,由于体内葡萄糖大量消耗可产生低血糖症。此病多发生于长跑、超长跑、长距离滑冰和滑雪以及自行车等运动比赛过程中或结束后。

### (一) 出现原因

运动中发生的低血糖症,主要是由于长时间剧烈运动时体内血糖大量消耗和减少,调节糖代谢的机制紊乱所引起的。运动前饥饿,情绪过分紧张或身体有疾病,都是引起低血糖症的重要诱因。

中学生若出现低血糖症,则在运动中会感到非常饥饿,极度疲乏,并伴有头晕、心跳、面色苍白、出冷汗等症状,较重者可出现神志模糊、语言不清、四肢发抖、心脏跳动不安或神经错乱(如赛跑者返身向相反方向跑),甚至惊厥、昏迷等。检查时,脉搏快而弱,血压或无明显变化,或出现昏倒前升高而昏倒后降低,呼吸短促,瞳孔扩大。若查血,则血糖明显降低(2.8 mmol/L 以下)。

## （二）预防和处理

**1. 预防**

平时没有锻炼基础，或患病未愈，或空腹饥饿的时候，不要参加长时间的剧烈运动（如万米跑、马拉松赛跑、长距离滑冰等）。跑步时间长时应准备一些含糖的饮料。

**2. 处理**

使患者平卧，需对其保暖。神志清醒的患者可给他喝浓糖水或姜糖水，并吃少量食物，一般短时间后即可恢复。若昏迷，可针刺或用手指掐人中、百汇、涌泉、合谷等穴位，并迅速请医生处理。这时若能静脉注射50%葡萄糖溶液50~100毫升，提高血糖浓度，就会使病情迅速好转。

## 九、岔气

### （一）出现原因

在学校的体育锻炼或比赛中，常常遇到学生由于运动而发生的突然性胸壁或上腹近肋骨处的疼痛现象（与运动中腹痛的位置不同），不仅影响体育运动正常进行，而且在说话、深呼吸或咳嗽时局部疼痛加剧，疼痛的部位会有压痛，但不红肿，这种症状就叫作"岔气"。

出现这种现象的原因主要有两个：一是学生在运动前没有做好准备运动；二是呼吸节奏紊乱或心肌功能不佳。

### （二）预防和处理

**1. 预防**

预防"岔气"的出现主要是在运动前做好充分的准备活动，让身体微微出汗，内脏的工作能够满足肌肉运动的需要。在运动中要掌握正确的呼吸方法和节奏，并养成经常锻炼的习惯。

**2. 处理**

在运动或比赛中，如出现"岔气"的现象，可采用下述五种体育疗法：

（1）深吸气后憋住不放，自己握空拳由上到下依次捶击胸腔左、右两侧（从腋下到腰部），亦可用拍击的手法，拍击患者腋下，再缓缓做深呼气。

（2）深吸气憋住气后，请他人捶击自己侧背部及腋下，再慢慢呼气。

（3）可连续做数次深呼吸，同时自己用手紧压疼痛处。

（4）用食指和拇指用力捻捏内关穴和外关穴，同时做深呼吸和左右扭转身躯的动作。

（5）可深吸气后憋住不放，用手握空拳锤击疼痛部位（用力不能太大）。

以上列举的五种方法，他们共同之处是"深吸气"，这是治疗"岔气"的要领。因为深吸气后，胸廓变短加宽，使大部分胸壁肌肉处于较大的张力状态，这样可以解除局部的肌肉痉挛，同时可使肋骨关节牵引到功能位置，以利关节复位。

锤打、拍击、捻压、按摩等是在深吸气的基础上在局部使用的不同手法，从中任选一种，皆可促进患部恢复正常功能。

## 十、重力性休克

### （一）出现原因

在学校的体育锻炼或比赛测验中，特别是在较长距离的耐力项目中，时有发生学生突然晕倒或恶心、呕吐现象。这种现象就是体育运动中的重力性休克。重力性休克多发生在锻炼少、体质差的学生在高温天气下的耐力项目中。

重力性休克是指运动之后出现头晕、头痛、眼发黑、恶心、呕吐等不良感觉和脸色苍白，嘴唇无血色、脉搏微弱、全身瘫软无力等机能失调症状，甚至陷入昏迷或半昏迷状态。当发生重力性休克时，首先要镇静，采取措施尽快帮助患者的静脉血回心，增大心血输出量，消除脑部贫血，从而达到治愈的目的。若症状轻微，可由同学搀扶患者继续慢跑、走动和全身放松，便可在短时间内消除不良感觉。若症状较重，瘫软倒地，已处于半昏迷或昏迷状态，可将患者抬到阴凉通风的地方，采用头低腿高的姿势卧放，并在腿部轻轻按摩，促使血液向头流动，一般几分钟后患者脸色由苍白转为红润，稍加休息便可恢复。若症状严重，经抢救或效果不大，则应迅速送往医院诊治。

## （二）预防和处理

### 1. 预防

一般来讲，发生重力性休克并不可怕，它的救治方法简单，恢复快。但它在学生中的危险性却是很大的。学生在锻炼和测试前加大预防力度，采取以下四种方法可有效预防重力性休克的发生。

（1）积极参加体育运动，增强体质。尤其要加强速度耐力素质、一般耐力素质和呼吸、循环系统的耐力锻炼。在平时的锻炼中要适当安排所测耐力项目的全程或超全程的练习，以做到在测试时心中有数，消除紧张心理。

（2）认真做好准备活动。通过准备活动使身体的各关节肌群充分活动开，提高肌肉韧带的柔软性和弹性。通过准备活动使身体微微发热，调动起神经系统的兴奋性，提高全身的物质代谢水平，加强各个器官系统的活动,活动好与运动有关的各部位,然后锻炼或比赛。

(3) 选择相对适宜的锻炼时间。饥饿使人无力,缺乏耐力活动所需的能量。高温易使人产生烦躁、出汗增多。闷热使人心情压抑、精神状态差。这些客观条件都与发生重力性休克有关,选择相对适宜的测试时间,避开不利因素,将有助于预防重力休克的发生。

(4) 做好整理活动。在锻炼或比赛过程中,呼吸机能虽竭尽全力仍然不能满足机体对氧气的需要,机体就需要以无氧代谢方式供能,并在运动后偿还。如果在测试后马上停止活动,甚至累得马上蹲下来,殊不知这种静止姿态会妨碍激烈的呼吸动作,影响氧气的补充和氧气的偿还,对机体正常机能恢复有害。加之此时有大量血液在下肢血管里滞留,回心血量减少,造成脑部供血不足而出现暂时性贫血,易发生重力性休克。锻炼或比赛后做好整理活动,是消除疲劳、恢复体力的有效手段,也是预防重力性休克发生的重要方法。

**2. 处理**

学生在运动后出现中立性休克的处理方式通常包括立即采取平卧位、观察生命体征、静脉输液和补充电解质、逐步过渡体位、就医治疗等。症状较为严重者,应立即送往医院诊治,以恢复意识。具体步骤的操作方式为:

(1) 立即采取平卧位。

将患者迅速平放在平坦的地面上,头部可略抬高,以增加脑部血流量,有助于缓解晕厥症状。同时,解开患者的领口和裤腰带,保持呼吸通畅。

(2) 观察生命体征。

密切监测患者的脉搏、呼吸和意识状态。如果发现脉搏和呼吸减缓或停止，应立即进行心肺复苏术。

（3）静脉输液和补充电解质。

对于严重晕厥伴有低血压、循环衰竭等严重情况的患者，应迅速给予静脉输液，以补充血容量和纠正失衡状态。同时，补充电解质溶液有助于维持正常的心率和血压，防止进一步的循环紊乱。

（4）逐步过渡体位。

对于轻度至中度重力性休克患者，可以从仰卧位开始，逐步过渡到坐位，再至站立位。这种逐步过渡的方式有助于减少血液回流心脏的压力，缓解晕厥症状。

（5）就医治疗。

如果症状持续不改善或有恶化趋势，应立即就医寻求专业帮助。医生会根据患者的具体情况进行药物治疗，如注射用硝普钠、依那普利拉注射液、卡托普利注射液等血管扩张剂，通过扩张血管，提高心脏前负荷，从而改善低血压状态。

## 十一、游泳抽筋

### （一）出现原因

游泳时，身体各部位有时会发生抽筋现象。抽筋，就是肌肉挛缩。易发生抽筋的部位是小腿和大腿，但手指、脚趾甚至胃部也可能发生抽筋。

引起抽筋的原因很多，常见的有如下三种：

第一，游泳之前不做准备活动或做得不够，入水后突然受到冷刺激会引起抽筋；在凉水中停留的时间过长，也能引起抽筋。

第二，热天出汗很多，体内盐分缺乏，也会引起抽筋。

第三，疲劳也容易引起抽筋。

## （二）预防和处理

**1. 预防**

在游泳时腿抽筋，腿脚的活动就难以掌控，这是很危险的，容易发生意外。预防的方法是在下水前先活动一下身体，做做操、跑跑步，多做些下蹲运动，并用手揉揉腿肚，这样做好准备活动后再用冷水淋浴身体，然后再下水。此外，在水中停留的时间不要太长，不要过劳。在炎热的夏天饮水时可加些盐，以补充汗液中排出的盐分。这样，抽筋现象出现的可能就会大大降低。

**2. 处理**

一旦发生抽筋，首先必须保持冷静，千万不要惊慌，可呼救或自己解决。发生抽筋后，不要再继续游泳，应该立即上岸，擦干身体，按摩抽筋部位的肌肉，注意保暖。

在水中解决抽筋的方法，主要是牵引抽筋的肌肉，使收缩的肌肉伸展和松弛。具体解决方法如下：

（1）手指抽筋时，将手握成拳头，然后用力张开，这样迅速交替做几次。

（2）一个手掌抽筋时，另一个手掌猛压抽筋的手掌，并做振颤动作。

（3）上臂抽筋时，握拳，并尽量曲肘，然后用力伸直，反复几次。

（4）小腿或脚趾抽筋时，先吸一口气，仰卧水上，用抽筋肢体对侧的手握住抽筋的脚趾，并用力向身体方向拉，另一只手压在抽筋肢体的膝盖上，帮助膝关节伸直，抽筋就可以得到缓解。如果一次不行，可连续多做几次。

（5）大腿抽筋时，吸一口气，仰卧水上，弯曲抽筋的大腿，并弯曲膝关节，然后用两手抱着小腿用力使它贴在大腿上，并加振颤动作，最后用力向前伸直。

（6）胃抽筋时，先吸一口气，仰卧水上，迅速弯曲膝盖靠近腹部，用手抱膝，随即向前伸直，注意动作不要太用力，要自然。

待抽筋现象消退后，应慢慢游动，以免再次抽筋。若自己没有把握游到岸边，应及早呼救。

## 十二、溺水

### （一）出现原因

一般常见的溺水原因有以下三种：

第一种，游泳者初次下水不熟悉水性，心情比较紧张，在无同伴照顾之下，在水中站立不稳，倒于水中，慌乱中往往用鼻子吸气，因呛水而溺水，这种情况比较多见。

第二种，溺水者会游泳，但是在游泳中由于抽筋或体力不支等原因而溺水。

第三种，溺水者稍会游泳，因不了解水情而进入深水区，这时溺水者往往精神紧张，惊慌失措，用力挣扎而导致溺水。

### （二）预防和处理

**1. 预防**

下水前应了解水域情况，尤其是自然水域的水情，不前往陌生水域；下水前应做好相应的准备工作，如准备好相应的救生圈等救生设备，做好充分的准备活动等，提前掌握一些救援方法和手段等。这些都是非常有效的预防措施。

**2. 处理**

发现溺水者之后，应立即施救。如果附近有救生圈、竹竿、木板或绳子等，应赶快抛给溺水者或携带入水，以便营救。

如果溺水者距岸边较近，而且在水中挣扎，就要看准目标，两腿前后分开、两手平伸地跳入水中。这种跳法可以使救护者的头部保持在水面上，使视线不会离开溺水者，便于营救。如果溺水者相距较远，就应采取自己最熟悉的入水动作迅速游向目标进行救护。

在接近溺水者时，如果我们没有救生经验，为了防止被溺水者抓住，最好是从他的身后接近。接近后两手应迅速托其腋下，使溺水者头部露出水面。若溺水者仍继续挣扎，可以用臂压住他的一臂，用手抓住他的另一臂，使溺水者不能攀、抓，然后将其头部托出水面，用反蛙泳（一种蛙式蹬腿的仰泳）或侧泳托带溺水者上岸。

如果附近有救生设备，如救生圈、竹竿等，应充分加以利用。

溺水者在水中挣扎时，情绪非常紧张，如遇有人施救常会抓住救护者不放。这时，救护者如果不懂得解脱的方法，也容易遭遇不幸。

救护者常用的解脱方法如下：

（1）手腕解脱法。

如果两手腕都被溺水者抓住，救护者应迅速用力将两臂稍上提，然后从内向外向下扭转，就能解脱。解脱后，要迅速扭转溺水者身体，使他背向自己，以便托出水面，托带上岸。

（2）抱前腰解脱法。

如果救护者被溺水者从前面将腰抱住，救护者可一手用力抱住溺水者的腰部，另一手托住他的下巴（下颌），使劲向前上方推，就能解脱。然后一手绕过溺水者的肩部，托住他的腋窝使其仰浮水面，再托带上岸。

（3）抱后腰解脱法。

如果救护者被溺水者用两手从后面抱住腰部，救护者用两手掰开溺水者的两手就可解脱。注意要将溺水者拇指抓住用力向两侧分开，同时一手向上，一手向下使劲，将溺水者身体扭转，使其背向自己，然后托带上岸。

溺水容易造成呼吸和心跳停止，如果不及时抢救，将会导致溺水者死亡。人工呼吸和胸外心脏按压是对溺水者进行现场抢救的重要手段，因此，熟练掌握其操作方法是非常必要的。

（1）人工呼吸。

肺位于富有弹性的胸廓内，当胸廓扩大时，肺随即扩张，此时肺容积增大，外界的空气进入肺内，形成吸气；当胸廓缩小时，肺受到挤压，肺内的气体被排出体外，形成呼气。根据这一原理，我们可以采用人工的方法，使刚刚停止呼吸的溺水者重新恢复呼吸运动，这就是人工呼吸。人工呼吸的方法很多，在现场急救中常用的有以下两种：

①口对口人工呼吸法：让溺水者仰卧，然后托起下颌使其处于极度后仰位，急救者用一只手的拇指掰开溺水者的口唇，其余四指轻轻按住环状软骨，以压迫食管，防止气体进入胃肠道；用另一只手捏住溺水者的鼻孔，以免漏气，然后深吸一口气，对准溺水者的嘴里吹气，直至上胸部升起为止，吹气停止后，离开溺水者的口部，松开鼻孔，让气体再从肺部排出。如此反复进行，每分钟做 14~16 次即可（儿童为 18~20 次）。

进行人工呼吸之前，要将患者的皮带、领口和胸腹部的衣扣解开，适当清除口腔中的分泌物。对溺水者不应过分强调倒水，以免延误宝贵的时间。吹气的压力和气量开始要稍大些，10~20 次之后逐渐减小，维持胸部轻度升起即可。

②举臂压胸人工呼吸法：让溺水者仰卧，头偏向一侧。抢救者跪在溺水者头前，双手握住溺水者两臂近腕关节处、将两臂向斜后方拉直，使胸廓被动扩大形成吸气，然后将手放回胸廓下半部，稍用力下压，使胸廓缩小，形成呼气，如此反复进行，每分钟 14~16 次。

(2)胸外心脏按压。

对心脏骤停的溺水者必须立即进行心脏按压。只要发现溺水者突然昏迷或惊厥,在静动脉或股动脉处摸不到搏动,即可诊断为心脏骤停。心脏骤停常伴有瞳孔散大、呼吸停止、心前区听不到心音、面如死灰等典型状态,此时应马上采用人工方法来恢复其心跳。在现场最容易做到的方法是胸外心脏按压。

心脏位于胸腔内中央,略偏向左,左右与两肺毗邻,前面有胸骨,后面有脊柱,因胸廓具有一定的弹性,故可做轻度的被动活动,加上昏迷溺水者的胸壁松软,所以按压胸部即可间接压迫心脏,使胸腔内的血液排空;去掉外力,由于弹性作用,胸廓又恢复原状,此时胸腔内压力下降,静脉血便流回心脏,反复地按压和放松胸骨,即可恢复心脏的跳动。

进行心脏按压时,要使溺水者仰卧在硬板或平地上。抢救者用一只手掌按在溺水者胸骨的下半段,另一只手掌压在该手手背上,伸直肘关节,借助身体的质量和两臂肌肉的力量,有节奏地、带有冲击性地压迫胸骨,使胸骨及相连的肋软骨下陷3~4厘米,然后快速松开,每分钟按60~80次。儿童少年的胸骨比较单薄,一只手掌用力就可以了。

心脏骤停一般都伴有呼吸停止,进行胸外心脏按压时应同时进行口对口人工呼吸。口对口人工呼吸与胸外心脏按压的频率之比应保持在1:4。

## 十三、脊柱侧弯

### (一)出现原因

近年来,在对中学生身体形态的检查中,发现中学生身体脊柱侧弯的情况比较严重。造成脊柱侧弯的原因很多,除先天的因素以外，绝大多数是由于不正确的读写、坐立姿势以及脊柱肌肉软弱和发展不平衡引起的。一般称其为姿势性脊柱侧弯。这种脊柱畸形如不加强预防和矫正，将随着年龄增长而定型。不仅影响美观，还容易引起腰背疼病，妨碍呼吸与其他内脏器官的活动，对健康及劳动都是不利的，应引起足够的重视。

## （二）预防和处理

### 1. 预防

（1）定期检查脊柱的形状，发现异常应及时矫正。脊柱侧弯的形状有"C"和"S"形两种，可采用悬重测量法进行检查，即用细绳一端置于枕骨粗隆处，另一端系以重物下垂，然后测量脊柱侧弯最远点至绳子间的垂直距离。正常者最大偏离不得超过 0.5 厘米，偏离在 2 厘米以内属轻度侧弯，是可以矫正的。

（2）注意身体正确姿势的培养。平时要有意识养成"立如松，坐如钟"的身体姿势。读书写字时身体姿势要端正，桌椅要适合身高，提倡使用双肩背书包。还要克服不良习惯，如不要躺在床上或侧卧在沙发上看书、看电视，不要歪着身子写字等。

（3）积极参加体育锻炼。许多体育项目都能促进脊柱正常发育及预防脊柱异常，如游泳、单双杠、健美操等。还应有意识地加强对称部位的肌肉及韧带的力量锻炼，促使身体得到全面发展。

### 2. 处理

对于脊柱已经产生侧弯的，可利用矫正体操来治疗。"抑其过补其缺"，就是做与变形方向相反的运动，这样才能使脊柱骨骼和肌肉均衡发展，消除已形成的脊柱侧弯。因此，在矫正体操实施的过程中应注意以下三点：

（1）根据脊柱畸形的方向选择矫正动作。一般来说，对脊柱侧弯呈"C"形者，动作安排比较容易，只需向相反的方向弯曲即可。

而对"S"形脊柱侧弯的矫正则不同，如果按"C"形方法，向相反方向弯曲，则"S"形趋势会逐渐加重。矫正动作必须使两个弯曲同时得到矫正。举一个简单的例子，如果左臂尽量上举，右腿尽量向后伸，即可做到。如果"S"形的侧弯方向与上述相反，其矫正动作也与上述相反。

（2）加强脊柱畸形部位肌肉韧带的训练。侧弯已使脊柱韧带、肌肉出现变细和缩短的现象，在矫正过程中既要注意将凹入侧短缩的肌肉及韧带拉长，同时又要加强凸出侧已拉长的肌肉、韧带的力量训练。可以选择悬垂、牵引、手足撑地、爬行、挺胸或压迫凸出侧肌肉等各种活动来训练其脊柱周围肌肉韧带的力量和伸展性，建立强有力的"肌肉背心"，增强脊柱肌肉韧带的平衡力，既有利于脊柱畸形的矫正，又有利于防止脊柱畸形的复发。

（3）矫正训练要持之以恒。矫正体操必须每天坚持练习，每次练习要在 30 分钟左右。经过 2～3 个月的矫正，青少年脊柱姿势性侧弯一般可恢复正常，还须经常检查，如发现异常应及时矫正治疗。平时要积极参加各种体育锻炼，保持正确的身体姿势和良好的生活习惯，使矫正的效果得到巩固[1]。

## 十四、"八字脚"

### （一）出现原因

"八字脚"是指走路或者跑步时，脚尖偏向外侧或者内侧，脚印呈八字形，分别称为外"八字脚"和内"八字脚"。由于"八字脚"走跑时，脚掌不是向外就是向内，大腿和脚掌不在同一平面，因此，

---

[1] 楚超. 预防脊柱侧弯，采取 11 项措施［N］. 保健时报，2024-07-11(016) . DOI：10.28034/n.cnki.nbjsb.2024.000191.

步幅比正常人小，速度慢，易疲劳，跑步时左右摆晃，影响身体姿势的优美。形成"八字脚"的原因很多，主要是由于后天不良习惯造成的。

## （二）预防和处理

**1. 预防**

预防"八字脚"最简单的方法就是坚持正确的走跑姿势。

**2. 处理**

（1）沿直线走路。在画有直线的场地上，如田径跑道线上、篮球场地线上，进行走步练习，注意使脚尖指向正前方，脚步落在直线上或者与直线平行。开始练习时可能会感到很别扭，肌肉也可能会酸疼，但只要坚持下去，并逐渐增加步行的距离和速度，不适症会逐渐消失。

（2）矫枉须过正。练习时要求外"八字脚"练习脚尖朝内走路，内"八字脚"练习脚尖朝外走路，这样进行过度矫正可使"八字脚"矫正得更快些。但要特别留意矫正效果，不要纠正了旧问题，又出现新的问题。

（3）找个高台阶或者跳箱，练习从上往下跳。要求落地时双膝双足并拢，并要注意缓冲。这个练习可以提高腿部内收内旋肌群力量，有利于外"八字脚"的矫正。

（4）踢毽子、踢足球：内"八字脚"可采取用脚内侧踢毽子，用脚内侧踢足球；外八字可采取用脚外侧踢毽子，用外脚背踢足球。两脚交替进行，可使腿部外展外旋或者内收内旋肌群力量得到发展，有利于矫正"八字脚"。

（5）拉橡皮条练习。这种练习是增强腿部肌群外展外旋和内收内旋力量的最有效的方法。具体做法是：找一条橡皮条，一端固定，另一端套绑在小腿下端，身体侧立。外"八字脚"的人应使皮条固定端在练习腿的外侧,练习内收大腿的动作。内"八字脚"的人应使练习腿在皮条固定端的另一侧,练习外展大腿的动作。在内收或者外展大腿时要注意加上内旋或者外旋动作,练习时膝关节要伸直,动作速度不宜快,以防肌肉拉伤。

上述矫正体育疗法,只要每天坚持练习,保证练习的质量和数量,加上平时时刻监督自己的走跑姿势,"八字脚"这一异常形态是可以矫正的。

## 十五、晕动病

### (一) 出现原因

车、船是外出旅游观光的交通工具,但不少人在乘坐时会出现头晕目眩、面色苍白、四肢发冷、恶心呕吐等现象,这就是人们常说的晕车晕船。医学上称之为"晕动病"。虽然它不是什么大病,但却会影响人们旅游的心情和效果,还会影响身心健康。

晕动病是怎样产生的呢?从生理学角度分析,人体在车船进行中会受到正负加速度、颠簸摇摆、旋转及振荡等多种刺激,而感受这些刺激的是人的内耳中一个调节人体平衡的器官,叫作前庭。当前庭感受器在乘坐飞机、汽车、轮船等交通工具时,受到过度运动的刺激,导致前庭产生过量的生物电,进而影响到神经中枢和产生各种不良反应。

### (二) 预防和处理

**1. 预防**

要想预防晕动病,需要加强乘车船时的预防保健措施,提前吃一些防晕船的药物,或者平时多加强各种体育锻炼,让前庭器官适应相应的运动。

**2. 处理**

因为体育疗法能锻炼前庭器官的平衡能力，降低前庭器官的敏感性，提高前庭器官的调节适应力和耐受力，从而在根本上防治晕动病的出现。下面介绍六种体育疗法。

（1）绕横轴的运动。垫上前滚翻后滚翻；单杠上前翻下，骑撑前后回环；双杠上蹬地后翻至屈体悬再还原，挂臂撑摆屈身上。

（2）绕纵轴的运动。原地转圈，纵跳转体360度；篮球运球前后转身，跳起后转身投篮；足球后转身停球或转身带球；旋转掷铁饼或掷链球。

（3）绕复合轴的运动。转头操，头部依次做前俯后仰、左右转动，按顺时针和逆时针环转；转腰，两脚开立，再自然下垂，以髋关节为轴，上体前俯，两臂随之向左前下方伸出，然后向前、向左、向后、向右翻转绕环，尽量增大绕环幅度。

（4）水平的运动。变速跑、后退跑、侧身跑、下坡加速跑、来回折返跑、起跑—加速跑—急停转身加速跑、起跑—急停—后退跑、助跑跳箱、急行跳远。

（5）纵跳运动。纵跳摸高、深蹲跳、跪跳起、连续跳台阶或栏架、跳绳、跨步跳、单脚跳、排球扣球。

（6）其他娱乐性活动。跳快步华尔兹舞、健美操、溜冰、游泳、倒立、侧手翻、荡秋千、坐转椅、乘电梯、快速仰卧起坐、空中飞车等。

**3. 注意事项**

（1）锻炼前要做好准备活动，选择开阔平坦无杂物的场地，要检查运动器材的安全性。

（2）要在学会和掌握基本动作的技术要领及单个动作较熟练的基础上，进行连续组合成套的练习，从易到难，不能急于求成。

（3）锻炼的运动量和刺激强度要循序渐进，按照逐渐适应—加量—再适应的过程来进行。

（4）选择练习的动作要全面，前庭器官的适应性有其特异性，即如果只给予旋转刺激，它就只产生对旋转的适应，因此，要经常改变练习的动作方位和姿势，以使前庭器官的适应性更加广泛，锻炼的效果才会更好。

# 第二章
# 运动损伤的产生及预防

中学生在体育锻炼中，要完全避免运动损伤的发生是不可能的。问题的关键在于采用怎样的方法和措施尽量减少和避免损伤的发生，或者产生损伤后如何有效、及时地加以处理，以达到较好的治疗效果，使身体尽快地康复。

## 一、运动损伤产生的原因

### （一）身体状况不佳而参加运动致伤

对于参与锻炼的中学生来说，身体不佳或有一定的疾病而勉强参加运动容易导致损伤。有些学生之所以身体不适仍参加运动，是出于对某个项目的特别爱好，为了得到心理上的一时满足而勉强参加运动。

### （二）身体基本活动能力较差易造成损伤

运动生理学研究表明，中学生的神经兴奋性相对其他年龄段较高，而且抑制能力相对较差，但他们对体育活动却有着浓厚的兴趣，这样往往出现高兴奋的神经活动与相对低弱的身体活动能力的相互矛盾和冲突。因此，许多人的身体在运动时就难以抗衡高强度、较为剧烈的活动造成的冲击，容易产生损伤。

### （三）保护不当造成损伤

这主要表现为运动者的自我保护能力不强或他人保护不当，具体体现在人们对运动技术的完整性缺乏认识，只重视重点、关键技术，轻视和忽略运动中的技术细节和开始、结束等环节。另外，对运动保护的意义认识不足，缺乏运动保护责任感，也容易造成运动损伤。

### （四）运动、训练计划不当造成损伤

对自我锻炼的中学生来说，在安排运动量或运动时间时，没有从考虑自己的身体素质、基本技术技能等各方面的实际情况出发，缺乏对相应的生理负荷、运动强度的认识，考虑不周或安排不合理，也容易造成运动损伤。

### （五）场地、设备以及比赛本身造成损伤

这主要是指在场地设备器材的选择或布置上不当，或者因没有对损坏了的器材事先进行检查和修理等造成的运动损伤。此外，就比赛本身来说，其带有的对抗性和竞争性本身就具有运动冲撞的可能，加之中学生自身运动水平和认知水平的因素，就增大了人为损伤的概率。

## 二、运动损伤的预防

针对运动损伤容易发生的诸多原因，中学生要积极采取相应的措施进行预防。要针对自身运动能力、运动项目的类别、场地器材

的条件等进行科学的分析，从中寻找那些导致损伤的主要频发因素，以制定合理有效的措施，使损伤的可能性降到最低。

### （一）全面准确了解自身健康状况

全面准确了解自身健康状况是做好预防工作的前提。这一工作需从两方面着手：一方面要参与体检，了解自身健康状况以及是否有不适合的运动；另一方面是向有关专家咨询自身在运动中产生的不舒服的身体反应，及时有效地减少或避免因身体条件所造成的运动损伤的发生。

### （二）运动要以提升身体素质为目的

由于中学生体能或体力差而引起的运动损伤，是所有运动损伤中所占比例最大的，所以，作为中学生，要根据自己的年龄、性别，在锻炼的时候进行运动情绪、运动负荷、运动强度的合理调控，并根据自己的爱好，可以重点地发展自身的运动灵敏性、耐力、力量、柔韧性、平衡性、协调性，以及跑、跳、投等身体素质和培养基本的活动能力。这样做不仅对防止运动损伤有直接作用，而且对中学生的身体长期发展具有明显的效果。在提高身体素质的同时，还能增强对体育的热爱。

### （三）做对抗性的运动锻炼时需要互助

要想在运动中完全避免冲撞、摔倒等是非常困难的，因此，中学生应该掌握自我保护的运动技巧，以防止损伤的出现或减轻损伤的程度。在平时可以多向老师请教事故发生时该如何及时地处理，并学会互相救助的方法，避免较大损伤的出现。

在对抗性的球类或者其他的运动或比赛中，中学生要有一种互助互爱的精神，要有安全意识和运动道德品质，这也是重要的防护措施之一。对于模拟赛的训练和一些教学比赛来说，充满了激烈、紧张的竞争，竞争越激烈，场面越精彩，也越容易形成运动激情，那么粗野动作就越容易产生，也就越容易造成损伤，因此，中学生在锻炼或打比赛时，要有运动安全意识和良好的体育道德风尚，以减少那些人为因素造成的损伤。

要加强对预防运动损伤的思想认识，同时要加强身体的全面锻炼，提高机体对运动的适应能力。

要加强安全性、组织性、纪律性的教育，加强防伤观念，培养学生团结友爱、互相帮助、互相保护的优良品质，发扬良好的体育道德作风。

### （四）合理安排体育锻炼和比赛

在体育锻炼中，要充分了解一些体育项目的难点，根据自身的年龄、性别、健康状况和平时锻炼的情况，估计哪些动作不易掌握，哪些环节易发生运动损伤，做到心中有数，事先做好预防的准备。

（1）加强基本技术的学习，使自己能正确掌握动作技术的要领。

（2）合理安排运动量，尤其要注意运动器官的局部负担量和伤后的体育锻炼问题。

（3）在学习动作时，要注意从简到繁、从易到难、从分解动作到完整动作。

（4）遵守循序渐进的原则，根据自身特点来学习一些技能性的动作，随着慢慢熟练，会更好地从事各项体育运动。

### （五）做好充分的准备活动

准备活动的目的，是提高中枢神经系统的兴奋性，使它达到适宜的水平，加强各器官系统的活动，克服各种功能特别是植物性功能的惰性，恢复全身各关节肌肉力量和弹性，并恢复因休息而减退了的条件反射性联系，为正式运动做好充分的准备。

准备活动的运动量，应根据个人各器官系统的功能状况、气候条件和运动项目的情况而定。若机体兴奋性较低或气温较低,准备活动就应充分一些。一般认为,以身体感到发热、微微出汗为宜。

准备活动的内容,应根据运动项目和比赛的内容而定,做到有针对性,既要有一般性准备活动,又要有专项性准备活动。

### (六) 加强易伤部位的训练

加强易伤部位和相对较弱部位的训练,提高它们的功能,是预防运动损伤的一种积极手段。例如,为了预防髌骨劳损,可用"站桩"的方法来提高股四头肌和髌骨的功能。又如,为了预防腰部损伤,应加强腰腹的训练,以提高腰腹肌的力量。从某种意义上讲,腹肌是腰背肌的对抗肌,而且相对较弱,若腹肌力量不足,在运动中易发生脊柱过伸而造成腰部损伤。所以,在进行腰背肌力量训练的同时,要注意腹肌力量的训练。

### (七) 加强保护与自我保护

保护和自我保护是预防运动损伤的重要手段,特别是在体操中,很容易发生技术动作上的错误或失手跌落,尤其是身体基础条件较差的中学生,由于肌肉力量不足,判断与控制能力较差,在进行器械练习尤其是学习新动作时,都应加强保护,不要自己单独进行高难度的动作练习。中学生应学会保护和自我保护的正确方法。例如,摔倒时要立即屈肘、低头、团身,以肩背部着地顺势滚翻,而不可直臂撑地。又如,从高处跳下时,要用前脚掌先着地并同时屈膝,以增加缓冲作用,等等。

### (八) 加强医务监督与运动场地安全卫生的管理

在校中学生,要定期进行体检,参加重大比赛的前后,要进行补充检查或复查,以观察了解体育锻炼或比赛前后的功能变化。对患有各种慢性病的人,更应加强医学观察和定期的或不定期的体格检查。禁止伤病患者或身体缺乏训练的人参加剧烈的运动或比赛。

要做好自我医务监督。身体若有不良反应时,要认真分析原因,并采取必要的保健措施,要严格掌握运动量,不宜练习高难度动作。

要认真地对运动场地、器械设备及个人的防护用具(如护腕、护膝、护踝等)进行安全卫生检查和管理,不要在不符合体育卫生要求的场地上或穿着不符合体育卫生要求的服装、鞋子进行运动。

## 三、中学生锻炼、比赛中防止运动创伤

### (一)运动本身是强身健体

即便是有益于身心的运动,也要运动得法,才能收到预期的功效。如果运动不当,不但无益,反而有害,甚至导致身体受伤或死亡。据统计,每年游泳溺毙的人数全世界有 3 200 多人,而足球运动方面每年约有 12 万人受伤,200 人因踢足球而死亡。新兴的运动,如驾驶滑翔机等危险性更高,如果不注意安全守则,则伤亡的数字将会进一步增加。

运动的安全守则,主要有下列 12 项:

(1)从事一些费力或竞争性比赛,最好事先做一次身体检查。因为有些人的体质不能参加这种比赛,如心脏病、糖尿病或其他疾病患者等。

(2)在进行一些费力的运动之前,身体必须处于一个良好的状态,有足够的准备活动。运动后不要立即停下来,要慢慢地减少运动量,然后停下来。

(3)某些运动必须事先学习正确的技术,以免运动时受伤。很多运动并非想象的那样容易,如打排球的补救动作,如果方法错误或技术欠佳,便可能扭伤颈椎或腰椎骨。

(4)很多危险性较高的运动都要有特别的保护设备,如骑摩托

车要戴头盔，练剑者要戴护甲或头罩。

（5）运动所需的装备必须齐全，而且性能良好，更重要的是懂得灵活应用，才可减少意外的发生。

（6）每种运动都有其特殊的安全法则，运动者要绝对遵守。

（7）运动者要有自知之明，知道自己的体能极限，一旦有疼痛或疲倦现象，便不要强迫自己去做。很多对抗性运动需要与对手进行，如拳击、柔道等，千万不要选实力悬殊的对手。

（8）运动时不要视作儿戏，也不要把自己的情绪带入运动之内，如过分紧张、愤怒等情绪会使运动失准而发生意外。危险性较高的运动，在情绪不稳定时最好不要参加。

（9）很多运动不妨结伴参加，如游泳、滑雪等，一旦出事，也可以有朋友互相照应。

（10）要参与一些适合自己年龄而又感兴趣的运动。

（11）注意运动的基本卫生常识。在太冷、太热或太湿的环境下运动容易发生意外，饥饿和饭后也不适宜运动。

（12）不要轻视任何细小的运动损伤，如果不及时治疗，可能会成为后患，亦可能在将来运动时发生更大的伤害。

## （二）防止运动创伤法

运动创伤，不仅损害中学生身体健康，影响工作和学习，而且容易造成不良的心理反应，影响体育锻炼的积极性。因此，应该尽量避免运动创伤。避免运动创伤要注意以下八点：

### 1. 要注意检查运动场地和器材

要检查运动场地是否有来往的机动车，是否在高楼旁等，以便采取安全措施，防止机动车撞人或高楼坠物伤人。另外，要检查运动器材有无破损、安装是否牢固等。自制或就地取材的体育器材更要认真检查它的牢固性。

### 2. 认真做好准备活动

准备活动分为一般性准备活动和专门性准备活动两种。一般性准备活动包括走、跑、跳、徒手操等。可由慢走过渡到慢跑，大约跑 400~600 米，跑完后进行由头颈、躯干、臂、手、腿，一直到脚的徒手操。跑时要自然放松，徒手操要细致柔和。专门性准备活动根据锻炼项目来选择。如练习哑铃时，应多做上肢、腰、背的活动；如练习跳跃时，应多做腹部活动，两腿屈伸等。如果不做准备活动或准备活动不充分，就不能发挥神经系统和内脏器官的功能，肌肉的温度、力量、弹性、伸展性达不到运动的要求，因而不能很好地克服机体的惰性，不能使身体协调一致，容易发生运动创伤。

### 3. 正确掌握动作要领

错误的动作，因为违反身体结构规律、生理机能特点、运动力学原理，容易造成运动创伤。因此，要正确掌握动作要领，严格按照动作的技术要求锻炼。

### 4. 运动时要集中精力

专心运动是防止运动创伤的重要环节，一心不可二用，同样适合于体育运动。如果运动时精力不集中，东张西望或心不在焉，练哑铃时有可能砸到脚，练单杠时有可能坠地。因此，运动时一定要集中精力。

### 5. 运动量要合适

运动量太小，达不到锻炼的目的；运动量太大，容易使身体局部负担过重，造成运动创伤。因此，运动量要合适，运动后既要有一定的疲劳感，又不可负担过重。

### 6. 特殊时期减少或停止活动

睡眠、休息不好，患病或伤病初愈，心情不好，心理障碍等，适宜微活动或暂停活动，以免引起运动创伤。

### 7. 做高难度动作要有人保护

如练习单杠、双杠、吊环等,不要独自一个人做,旁边要有人保护,以免发生危险。

### 8. 选择适合自己的运动

在进行体育锻炼时,一定要从事力所能及的运动和动作,不可逞强好胜,做力所不能及的运动和动作,很容易发生损伤。

# 第三章

# 常见运动损伤的处理

## ■ 一、常见运动损伤

运动损伤可以分为开放性损伤和闭合性损伤。开放性损伤包括擦伤、裂伤、刺伤、开放性骨折;闭合性损伤包括挫伤、肌肉拉伤、扭伤、关节脱位、闭合性骨折等。

### (一) 擦伤

擦伤是皮肤受外力磨擦所致,伤口宽而浅、边缘不整,伴有小出血点和组织液渗出,常见于田径和球类运动时摔倒擦伤,体操运动时被器械擦伤等。

### (二) 挫伤

挫伤是指由钝器作用造成以皮内或皮下及软组织出血为主要改变的闭合性损伤,是身体某一部位受到重力的撞击,其皮下组织和器官受损伤,而皮肤完整无缺,如足球运动时相互碰撞,体操运动时身体某部位与器械的碰撞等。

## （三）肌肉拉伤

肌肉拉伤为闭合性软组织损伤，是在外力直接或间接作用下使肌肉过度主动收缩或被动拉伸时而引起的损伤，常见拉伤的部位有大腿后群肌、腰部肌、小腿三头肌，如短跑、跨栏跑、跳跃等运动易发生大腿后肌群和小腿三头肌拉伤。

## （四）关节韧带扭伤

关节韧带扭伤为闭合性软组织损伤，是在外力作用下使关节发生超常范围的活动而造成的关节内外侧韧带损伤，多见于踝关节和膝关节韧带，其次是腰、肩关节、肘关节韧带扭伤。例如，从器材上落地时失去平衡或两腿向下靠拢使身体侧倒，小腿突然外伸、外旋或小腿固定大腿突然内收、内旋致使膝关节内侧副韧带损伤，反之则能引起膝外侧副韧带损伤。又如，在篮球、田径等运动的跑跳中，不小心崴脚（内翻）而造成踝关节的外侧韧带损伤。

## （五）关节脱位

关节脱位是指因外力作用使关节面之间失去正常的连接关系。关节脱位多见于肩关节和肘关节。例如，在激烈的运动中突然摔倒后用手撑地可引起肘关节和肩关节脱位。

## 二、常见运动损伤的基本处理方法

运动损伤是伴随运动而产生的，再完善的预防措施也只能是降低运动损伤出现的概率，而真正完全避免损伤则是根本不可能的。所以，在预防的同时，对一些运动中发生的中轻度的损伤（如肌肉拉伤、韧带扭伤等软组织的损伤）进行及时、有效的处理十分重要。

## (一) 冷敷

软组织受伤时,在初始阶段最好是冷敷,用冷水、湿冰或冰袋敷在患处表面。通过冷敷可以起到两方面的效果:其一,可以减轻疼痛,冻僵感觉神经系统而起到抗刺激的作用,冷刺激超过了创伤的疼痛,因此疼痛得到缓解;其二,可以阻碍局部血液供应,减少损伤的组织流血,从而使损伤范围不再扩大。

## (二) 压缩

用具有弹性的绷带包扎伤处。包扎时必须均匀,否则会在压缩绷带的边缘形成"袋"形的肿胀。另外,还要经常检查压缩的情况,以保证血液循环不受影响。当感到刺痛、麻木或皮肤发青等时,则证明压缩太紧,应放松,待肤色正常后,再施用较松的压缩。

## (三) 升举

在受伤之后,伤肢会有淤血或肿胀现象,可将伤肢提举到高于心脏的部位来缓解瘀血和肿胀。

## (四) 休息与适量运动

当损伤产生时应立即休息,并配合进行一些冷敷、压缩等处理,这是保证组织损伤恢复健康所必需的措施。但休息并非长时间的,否则,持久的休息对运动创伤是有害的。所以,应进行一些适量的有控制的缓和运动,因为有控制的缓和运动,可以引起体内血液再分布,加强伤部供血与代谢,引起细胞通透性增加,使肌肉摄取氨基酸量增加,为肌肉的蛋白质合成准备丰富的原料,在肌肉蛋白质合成超过平时而迅速加强时,可起到修复组织的作用。当然,这里适量运动的形式、强度应以损伤的性质而定(一些严重的创伤如骨折、肌腱断裂、脱臼等除外),最好是在有经验的教师或理疗人员指导和监督下进行。

### (五) 按摩

保守的传统医学认为，人受伤后 24~48 小时内不能实行治疗。否则，受伤部位的毛细血管容易破裂，经按摩皮下血增多，易导致损伤范围扩大或加重。现在又有许多专家学者提出，对于较轻的软组织损伤，可以进行轻手法按摩。一般情况下，软组织损伤后，交感神经系统兴奋，末梢血管收缩，血流加快，如能在受伤处按摩，可以促进凝血过程。而就血液凝固来说，是一种非常复杂的生物化学变化过程。在正常的血浆中，存在一种凝血酶原，当血流出血管外时，一部分血小板解体释放出一种类似酶的物质，它可以促进凝血酶原变成凝血酶，凝血酶在钙离子作用下使血浆中的凝血酶原变成凝血酶。不过，在出血初期，无论是血小板的解体，还是凝血酶形成，都是极为少量的，且进行得很慢。如果进行按摩，则可以促进这一过程，形成血柱。此外，对于受伤的周围组织，通过缓解性的按摩，可以减轻痉挛的反应。同时血管舒张血压变小，使血液不会都集中在伤口，可加速肌体康复。

## 三、具体运动损伤的处理方法

### (一) 常见开放性软组织损伤

在体育健身运动中常见的开放性损伤有擦伤、裂伤、切伤和刺伤。

**1. 擦伤**

擦伤多发生在摔倒时。对于伤口较脏的擦伤可以先用干净的流水冲洗伤口，除去异物及坏死的组织，然后消毒、杀菌、包扎伤口。

在关节部位发生面积较大的擦伤时，注意不要涂甲紫溶液（俗称紫药水）。因为甲紫溶液的收敛作用较强，使伤口结痂大而硬，关节活动时易使痂壳断裂剥脱，不利于伤口的愈合。

**2. 裂伤和切伤**

裂伤是由钝性物打击而引起的，其软组织的损伤面积比切伤要大。对于大的裂伤和切伤要进行缝合处理；小的裂伤和切伤可用创可贴简易固定。固定时，使有消炎药棉的部位对着伤口，先粘住创可贴的上边，再将伤口下方皮肤向上推，使伤口闭合，然后压紧创可贴下端。

**3. 刺伤**

刺伤的伤口如果小而深，创伤面又较脏时，除进行伤口的止血、消炎、包扎外，还要记住去医院打破伤风抗毒素，预防破伤风[①]。

### （二）急性闭合性软组织损伤

急性闭合性软组织损伤是运动损伤中较多见的一类，肌肉拉伤、挫伤、韧带拉伤等都属于这类损伤。急性闭合性软组织损伤的特点是：皮肤、黏膜完整。由于一次暴力而引起局部组织撕裂，造成血管损伤，从而引起出血、渗出、肿胀等症状。

在急性闭合性软组织损伤发生后，首先应注意检查有无合并伤，如腹部挫伤后是否合并有内脏破裂；肌肉挫伤后有无断裂，有无明显血肿；头部挫伤有无脑震荡等。当有合并伤时应先处理合并伤，然后处理软组织损伤。

在急性闭合性软组织损伤后的 24~48 小时内，要对患处进行冷敷、加压包扎和制动，如伤处在四肢，则要抬高患肢。此后，可以在局部热敷、理疗和按摩，以改善血液循环，促进局部代谢，加速

---

① 张嘉平. 中学田径运动员常见的运动损伤及预防措施［J］.田径，2023，（11）：79-81.

损伤的恢复。当损伤基本恢复后，要开始加入力量训练和肌肉、韧带的伸展练习，以恢复受伤部位的肌肉力量及肌肉和韧带的柔韧性。

### （三）肌肉拉伤

肌肉拉伤是体育运动中最常见的一种肌肉损伤。据北京运动医学研究所统计，这种损伤在各种损伤发生率中约占25%以上。

**1. 肌肉拉伤的产生原因和伤情**

发生肌肉拉伤的主要原因有：

（1）准备活动不充分，肌肉的生理机能尚未达到剧烈活动所需要的状态时参加剧烈活动。

（2）体质较弱，训练的水平不高，肌肉的弹性、伸展性和力量较差，以及疲劳或负荷过度。

（3）动作技术差，姿势不正确，动作不协调，用力过猛，超出了肌肉活动的范围。

（4）气温过低、温度太高、场地太硬等。

肌肉拉伤可发生在肌腹与肌腹分界处，也可发生在肌腱附着于骨骼处。拉伤可能是细微的损伤，也可能是肌纤维部分撕裂，甚至完全断裂。有时除损伤肌肉组织本身外，还往往损伤其周围的辅助组织，如筋膜、腱鞘等。肌肉拉伤的部位多发生在大腿后部肌群、腰背肌、小腿三头肌、腹直肌、斜方肌等处。

**2. 肌肉拉伤的诊断及治疗**

肌肉拉伤的症状与肌肉拉伤的程度有关。如果是细微的损伤，则症状较轻；如果是肌纤维完全断裂，则症状较重。一般表现为伤处疼痛，触感发硬，局部肿胀，肌肉紧张或抽筋，有明显的压痛感。当受伤肌肉主动收缩或被动拉长时，疼痛加重。严重的肌肉拉伤在肌纤维断裂时，受伤者自己往往感到或听到断裂声，随即局部肿胀，皮下出血，肢体活动出现障碍，在断裂处可摸到凹陷或两端异常膨大。肌肉抗阻力试验是检查肌肉拉伤的一种简单方法，其做法是让患者主动收缩受伤肌肉，检查者施加一定阻力，在对抗过程中，出现疼痛的部位，即为肌肉拉伤处。

肌肉拉伤的治疗，要根据身体情况而定。少量肌纤维断裂者，应立即进行冷敷和局部加压包扎并抬高患肢，还可以外敷中草药；肌肉大部分或完全断裂者，应在加压包扎后立即送往医院进行手术缝合。

**3. 肌肉拉伤的预防**

预防肌肉拉伤，主要针对其发生原因而进行。如剧烈运动前做好准备活动，尤其是易拉伤部位的准备活动；体质较弱，训练水平不高的人，运动时要量力而行，防止过度疲劳和负荷太重；要提高技术水平和动作的协调性，不要用力过猛；改善训练条件，注意运动场所的环境温度。这些措施都有助于避免肌肉拉伤的发生。肌肉拉伤后重新训练时要循序渐进，勿操之过急，并要加强局部保护，防止再度拉伤[1]。

## （四）急性腰扭伤

急性腰扭伤也叫闪腰，是体育运动中常见的一种急性损伤，在举重、跳水、跨栏、投掷、跳高、体操、篮球、排球运动中容易发生。

在运动中发生腰扭伤时，要停止活动，立即休息。如果不休息、不及时治疗，容易反复发作留下病根，造成慢性腰腿疼。卧床休息时，为了使腰部肌肉放松，腰下可垫个薄点的软枕头，以减轻疼痛。

腰扭伤以后，用热敷疗法比较好。具体方法是把大盐、鼓子或沙子炒热，用布包起来，敷在腰疼痛最厉害的地方，每天2次。针

---

[1] 张嘉平. 中学田径运动员常见的运动损伤及预防措施［J］. 田径，2023，(11)：79 - 81.

灸、拔火罐、推拿、按摩、理疗也有很好的效果。中药跌打丸、五虎丹，西药强地的等也都有较好的治疗效果，可在医生指导下使用。

为了预防腰扭伤，首先，剧烈运动前要做好准备活动，尤其是腰部的准备活动更要认真完成。有慢性腰疼的人，可用重叠五六层的宽腰带缠腰，增强腰部的支撑力量。其次，要注意动作的正确性，合理用力。每一项体育运动，都有一定的动作要领，应注意掌握正确的姿势。腰部用力要逐渐加强，动作要协调平衡，不要过猛。再次，加强腰部肌肉锻炼。以腰部活动为主的健身项目，能够使脊椎骨的活动强度增加，韧带的弹性和伸展性增强，肌肉更加发达有力，这样就使腰在较大负荷的情况下也不容易出现撕裂扭伤等现象。

### （五）手腕损伤

在体育运动中，腕部的急性损伤相当多，其中以手腕背伸支撑致伤最多也最常见，这与人摔倒时以手撑地这个条件反射性动作有关。

**1. 桡骨远端伸展型骨折**

桡骨远端伸展型骨折就是发生于桡骨远端 2~3 厘米以内的骨折。此处为松质骨，血供应丰富，但骨质强度小、易碎。骨折后，在桡骨远端及腕部有明显肿胀、压痛及畸形，通过拍摄 X 光片可以确诊。

**2. 腕舟状骨骨折**

腕舟状骨骨折多发生于足球、篮球、排球、体操运动中，因为跌倒时手掌触地，手腕撑地而引起损伤。损伤后症状往往不重，很像腕关节扭伤，在腕关节外侧仅有轻度疼痛和肿胀、压痛、腕背伸疼，沿第一掌骨纵轴方向挤压时疼痛明显。当怀疑腕舟状骨骨折时，要在石膏固定 2 周后再次拍摄 X 光片以确诊。

**3. 月骨脱位和月骨周围脱位**

月骨脱位是指月骨本身脱离与桡骨和其他腕骨的正常毗邻关系

而移位；而月骨周围脱位则是指月骨和桡骨的关系正常，周围其他腕骨离位。

**4. 腕急性创伤性滑膜炎**

腕急性创伤性滑膜炎是关节滑膜因受到挤压牵扯而损伤，引起肿胀出血，关节积血、积液，局部压痛，关节活动受限等症状。

上述损伤先处理骨折。对创伤性滑膜炎应加压包扎，用夹板或石膏固定2~3周。伤后3~5天可以进行理疗、按摩、外敷中药等治疗。

## （六）胫腓骨疲劳性骨膜炎

**1. 病因**

胫腓骨疲劳性骨膜炎是体育运动中常见的伤病，在刚参加体育锻炼的人中发病率较高。它是由于跑跳的时间过长，小腿肌肉在胫腓骨的附着点受到过分的牵拉和扯拽，刺激骨膜而引起的非细菌性炎症。刚参加体育锻炼的人，下肢的肌肉还不发达，缺乏弹性，跑跳时不能协调地收缩和放松，脚落地时，也不会利用缓冲力量，致使骨膜反复受到牵扯和拉拽。另外，在天气较冷时，没有做好准备活动，腿部的肌肉、肌腱比较硬，以及在硬地上跑跳时间过长都容易造成这种损伤。

胫腓骨疲劳性骨膜炎，多在剧烈跑跳十几天后发生。其症状是：

（1）疼痛。小腿下部、脚腕上部疼痛最剧烈。多数人在跑跳后疼，也有的人刚开始跑就疼，尤其是在无肌肉覆盖的地方按压，疼痛更明显。

（2）压痛。用手轻压胫骨的内面和腓骨的外面，即感到剧烈的疼痛。尤其是在无肌肉覆盖的地方按压，疼痛更明显。

（3）骨膜下水肿。骨膜受到牵拉，有不同程度的水肿、炎症和出血。用手轻轻抚摸时，感到表面粗糙不平，有小硬结；用X光照相，可见骨膜有病理变化。

**2. 胫腓骨疲劳性骨膜炎的治疗**

出现胫腓骨疲劳性骨膜炎症状后，首先，要停止大运动量的训练，避免剧烈的体育活动。可用绷带将小腿下部包扎起来，休息几天后就会好转。其次，要用热水袋或热毛巾局部热敷，促进血液循环，加快渗出物的吸收。可用中药黄栀子研成细面，用鸡蛋清调和后摊在布上，裹在患处，每天换 1 次；也可用强的松龙配普鲁卡因局部封闭，每 3 天 1 次。病情严重的要完全休息，待彻底治愈后再参加体育活动。

**3. 胫腓骨疲劳性骨膜炎的预防**

对初练者（尤其是练习跳跃时）要掌握循序渐进的原则，不要突然加大运动量，更要防止过度疲劳。

剧烈跑跳前要充分做好准备活动，使肌肉和肌腱充分活动开；脚着地时注意利用缓冲力；要避免在坚硬的场地上长时间跑跳[1]。

### （七）踝关节扭伤

踝关节扭伤是体育运动中常见的一种关节韧带损伤，多发生于跑跳和篮球、足球等运动项目中。

**1. 病因**

（1）运动前没有活动开，关节韧带的弹性和伸展性较差，不能适应剧烈运动的需要。

（2）在跑跳时用力过猛，脚落地的姿势不当，超出了踝关节的活动范围。

踝关节扭伤的症状多在脚着地时突然发生，常听到"咯叭"的

---

[1] 张嘉平. 中学田径运动员常见的运动损伤及预防措施［J］. 田径，2023，(11)：79 – 81.

响声，关节的内侧及外侧会感到不同程度的疼痛，脚立刻不能着地走路，受伤后几分钟局部便肿胀起来。距腓骨前组成关节囊的一部分，其撕脱或断裂时，往往合并关节积血，导致踝关节也肿得很大。

**2. 踝关节扭伤的治疗**

踝关节扭伤的治疗方法：立即停止运动，适当抬高患肢，12 小时内要冷敷，防止继续出血；12 小时后热敷，促进炎症消退。扭伤严重的，要内服跌打丸、强的松片，外用樟脑酒或松节油涂搽。针灸悬钟、三阴交、太白、至阴等穴位，也有一定的疗效。扭伤 2 天后，应鼓励患者及早活动下肢，练习缓慢走路，并进行按摩、针灸、理疗等，以尽快恢复脚部的功能，防止局部粘连和肌肉萎缩。

**3. 踝关节扭伤的预防**

预防踝关节扭伤，应注意以下三点：

（1）运动前要消除运动场地中的杂物，填平坑洼；要做好准备活动，将踝关节充分活动开后再进行运动。

（2）跑步、跳高、打球等要讲究正确的姿势，不要用力过猛，以防止脚掌内翻或外翻，要使整个脚掌平落。

（3）平时要注意踝关节周围肌肉的锻炼，以增强踝关节的稳定性。

## （八）膝关节扭伤

膝关节突然弯曲扭转，使关节周围韧带因过度牵拉而部分断裂，这种损伤叫作膝关节扭伤。

构成膝关节的股骨髁（头）体积大，胫骨上端的平面（窝）小而浅，二者像大头戴小帽一样连接在一起，所以这个关节很不稳定。膝关节是下肢的承重关节，需要很高的稳定性，这种稳定性要靠强有力的韧带和肌肉来维持。另外，胫骨平面上有两块周边厚、内缘薄的半月形软骨半月板，也有增强稳定性的作用。

关节囊把股骨、胫骨包绕起来构成关节。关节囊内侧有一层柔嫩的滑膜，分泌滑液帮助骨节活动。关节囊加厚部分形成韧带，主要韧带是内副韧带、外侧副韧带、内侧半月板、前十字韧带、后十字韧带。内侧副韧带，内侧半月板，前十字韧带经常同时受伤。

膝关节连接的主要肌肉，在前面有股四头肌，后面有大腿后群肌。

膝关节伸直时最结实、最稳定。半屈曲状态时，由于周围韧带放松，在外力的作用下，大腿或小腿间内外过分旋转就很容易扭伤。例如，踢足球的"二人对脚"，跳箱落地双膝没有并拢，就是容易造成扭伤的动作。

膝关节局部疼痛，周围肌肉发紧，关节不能伸直和运动受限，这些都是膝关节扭伤的常见症状。这也是机体的一种自我保护本能，它强迫病人不能继续活动，以减少再受伤的机会。有些病人还会皮下出血，关节周围会出现青一块紫一块的淤斑。

如果严重扭伤使关节囊内滑受到损伤，就会引起关节内出血，出血后，关节迅速肿胀剧痛，这种情况下要及时请医生抽血、减压，以减轻扭伤的痛苦。

韧带受伤后，膝关节肿胀疼痛，腿不能伸直，一般只能卧床休息。经过适当处理，疼痛、肿胀会在两周左右消失，关节也能逐渐正常屈伸，这时病人可尝试下地行走。如果行走过程中觉得关节发软，不敢用力，上下楼梯时关节有卡住或不稳感，意味着半月板、前十字韧带等尚有损伤，要请医生进一步检查，弄清病因。

严重的膝关节扭伤必须进行手术治疗。

膝关节受伤在手术治疗后，可以进行健康体育锻炼，以促进膝关节的康复。在局部疼痛、发热肿胀消失后，锻炼就可以开始。

锻炼原则是从简单到复杂，从局部到全身。常用的锻炼方法有以下七种：

（1）绷劲。仰卧位，病人主动用力收缩股四头肌，维持2秒，慢慢放松约3秒。收缩放松交替练习，重复10次为一组，练习3~5组，每日练三回。

（2）直举腿仰卧位。病人缓缓举起患肢约45~60厘米，在空中停留2~3秒后缓缓放下，休息3~5秒再练。休息时间长短因病人的体力而自行决定。举起、放下为一次，练10次为一组，每回练3~5组，每日练3回。

（3）负重直举随仰卧位。将质量为0.5~1千克的沙袋放在踝关节处，直举腿方法同"（2）"，随着肌肉力量的增长，可增加沙袋质量，总质量可以增至2千克，但要直膝举腿不能打弯。举起放下10次为一组，每回练3~5组，每日练3回。

（4）负重伸小腿仰卧位。小腿垂于床沿，踝关节负重0.5~1千克，缓缓使膝关节伸直，维持伸直为2秒，放下小腿。重复10次为一组，每回练3~5组，每日练3回。

（5）散步、骑自行车。病人膝关节情况好转后，应尽量下床活动。散步或慢慢骑自行车都可以，每日活动30~40分钟。

（6）慢跑、快步走。经过上述康复训练一个月左右，青年病人可以参加慢跑，年纪稍大的人可以快步走。跑走距离因人而异，只要没有胸闷、憋气的感觉，运动后脉搏能在3~5分钟以内恢复到正常水平就行。

（7）静止半蹲练习：两脚分开与肩同宽，站立，膝半蹲30分左右。上体正直、颈部放松。上肢前平举或下垂于体侧、呼吸自如，保持这样的姿势不动。开始练习时，要尽量保持3分钟，每天递增30~60秒，直至每次坚持半蹲30分钟为止。练习后慢性伸屈膝关节。每日练1~2次。

大腿肌肉相当有力量，可肩负杠铃、沙袋10~15千克，再做静止半蹲练习。

膝关节扭崴甚至动过手术的人，如能坚持上述练习三个月以上，再参加一般体育活动是不成问题的,但活动前一定要充分做好准备活动①。

### (九) 足跟痛

经常跑步,不但可以增强心、肺等器官的功能,而且对脚部来说,也是一种很好的锻炼,可以增强脚部的肌肉,提高脚弓的弹性,防止发生平脚和脚部韧带的劳损,但是锻炼时不注意使用正确方法也会引起脚部损伤,足跟痛就是常见的一种。引起足跟痛的主要原因有以下四种:

(1) 脂肪垫损伤。脂肪垫是指脚跟部跟骨下面的一块较厚的脂肪组织,它起着负重和吸收震荡的作用。跑步的时候,脂肪垫能吸收多数的震荡力。有的人在跑步时,由于脚跟着地姿势不正确或脚跟部受到外力撞击,引起脂肪垫出血水肿,就会感到足跟发痛。治疗这种常见的损伤,除了暂时减少运动量或停训外,采用中药熏洗,也有一定效果。

(2) 足跟筋膜炎。当跑步过度或初跑者不适应较硬的场地训练时,可能发生足跟筋膜炎,多数为慢性损伤而引起,疼痛范围可包括整个脚底部。出现症状时可以用热疗、中药熏洗、按摩等方法,都有较好的疗效,对个别症状严重者可暂停锻炼,通过休息来促进疾病的恢复。

(3) 跟骨骨骺炎。这主要是由于负重过多造成跟腱对跟骨骨骺部反复牵扯而发生的炎症。跟骨骨骺炎一般不需进行特殊治疗,适当地减少脚跟部的负重并配合理疗或中药熏洗即可缓解疼痛。

(4) 跟骨滑囊炎。在跟骨周围有滑囊,带弹性,在跑步时起着软垫作用。运动不当特别是穿的鞋子不适合,就比较容易引起跟骨

---

① 王涛,罗文,郭英,等. 膝关节内、外翻角度对踝关节扭伤类型及次数的影响 [J]. 中国骨与关节损伤杂志,2023,38 (12): 1258 – 1261.

滑囊炎，防治的方法是垫高鞋跟，或者在合适的鞋内脚后跟部加上一块 2 厘米厚的软垫。

针对足跟痛损伤的发病原因，可采取以下相应的预防措施。

（1）穿合适的鞋，能跟脚，既不过松，也不过紧。鞋内垫一双 0.6~0.7 厘米厚的海绵垫。袜子要柔软，并且要勤洗勤换；合适的鞋袜及鞋垫，可以减少对跟骨部软组织的摩擦。

（2）选择好跑步的场地和道路，不要在过硬的水泥路面或者高低不平的道路上跑得时间过长，如果沿公路跑步，最好在公路两侧的泥土路面上跑。

（3）为了减轻和预防小腿后群肌肉以及跟骨部筋膜的紧张，跑步前，除做好下肢关节的准备活动以外，还要特别做好小腿后群肌肉及足跟部肌肉的伸展练习。

练习方法：坐在地上，双腿伸直。双脚及脚趾同时慢慢用力向脚背钩脚。双脚及脚趾往后钩到最大限度即不能再往后钩的时候，保持 30~50 秒，然后慢慢放松，再重复做几次，就可以达到伸展这部分肌肉的目的。

（4）要坚持量力而行、循序渐进的跑步原则，跑量不要过大，跑速也不要增加太快。

足跟痛可以分为轻度、中度和重度三种情况：

（1）轻度足跟痛：足跟部不承受重量时不痛，着地行走时轻微疼痛，一般不肿，用手触压足跟部有轻微压痛。

（2）中度足跟痛：足跟部不承受重量时轻微疼痛，负重着地行走时疼痛较重，有中度肿胀及压痛。

（3）重度足跟痛：足跟部明显肿胀和疼痛，局部有微热感和明显的压痛，不能以足跟部着地行走。

治疗足跟痛有许多方法。下面介绍三种简便易行、效果比较好的治疗方法：

（1）无论哪一种足跟痛，都可以在鞋内垫上足跟橡胶垫或者海绵垫，并把接触最痛部位的鞋垫处剪一孔，这样可以减轻对患部最痛点的压力，使炎症逐渐减轻或消失。

（2）轻度足跟痛，每天可以用热水泡脚1~2次，每次10~15分。

（3）患中度或者重度足跟痛者，如果有比赛任务或者需要继续练长跑的话，可采用粘膏带（胶布）固定法。用粘膏带固定后，穿合适的鞋，足跟痛几乎可以立即消失。以后每次跑的时候，继续使用粘膏带固定。简易的粘贴法是用四条宽2.5厘米的粘膏带，两条围在足跟的后面及两侧，两条横在足底足跟的前面，四条粘膏带交叉的地方用篓式编织法粘贴。

使用粘膏带固定要注意：

（1）贴粘膏带前，最好使用安息香酸酊涂擦需要贴粘膏带的皮肤。这可使粘膏带贴得更牢固，也使皮肤不易过敏。

（2）贴粘膏带时，一定要把所贴部位的软组织压紧，这样才能起到保护作用。

（3）如果皮肤对粘膏带过敏，应立即停止使用。

### （十）坐骨神经痛

在人体两条腿的内部各有一根坐骨神经，它上起腰骶部的脊髓，下达小腿和足底的肌肉和皮肤，是支配下肢运动与感觉的重要神经。坐骨神经痛则是单侧或双侧的这根神经产生的疼痛。

那么，坐骨神经怎么会疼痛呢？原因很多，最为常见的有两类：其一，坐骨神经本身发炎；其二，坐骨神经受到外来因素的影响，例如，椎间盘突出的压迫，邻近肿瘤病变的压迫，盆腔炎的炎症刺激等。一旦得病，急性期会疼痛相当厉害，从腰骶部直痛到足底，无法行走；慢性期则经常有牵拉样隐痛，行走、抬腿十分不便，连腿部的感觉有时也会变得麻木。

急性期坐骨神经痛需要卧床休息，限制腿部活动，服用止痛药或理疗与针灸。绝大多数是慢性期坐骨神经痛病人，病史久远。如已采用多种药物仍效果不佳，不妨可采用如下疗法，有时会收到事半功倍的效果。

（1）交替直腿上抬运动：仰卧位，轮流将左右腿直伸后抬起，正常的腿往往能顺利地举直，而患腿通常举到与床面呈30°~40°即感疼痛，经常锻炼可逐步提高举抬的角度，最终也能达90°。

（2）踏自行车运动：仰卧位，假设骑自行车，两下肢宛如真骑车般轮番踩踏，踩踏的幅度可逐步增加。

（3）正坐举腿：坐位，两脚紧靠后或夹上一本厚书，直膝，脚跟着地，手握凳边，抬腿过脐，随即放下。开始时，抬腿未必很高，锻炼后在好腿的带动下，患腿抬高程度会增加。

（4）平坐推腿：坐位，足跟着地，足尖跷起，两手平放在大腿上，随即逐步向前弯腰，两手也同时推向足部。初练时，两手很难推到足部，练久后才行。

（5）左右摆腿：站立位，双手扶墙，轮流向左右方向摆动两腿，要求摆动时足部不触地面。

（6）蹲跳：双手扶凳面，左手屈膝蹲下，右腿尽量向右侧伸直，左脚蹬地向左侧伸出，右腿收回成屈膝蹲下，如此左右交替进行。

坐骨神经痛的自我体疗要遵循如下五个原则：

（1）不能因怕痛而不肯锻炼，这样反而会加重症状。

（2）锻炼按由少到多，由轻到重循序渐进，这样才能不加重症状和取得效果。

（3）锻炼要持之以恒，养成习惯。

（4）体疗同时还要配合药物、针灸、推拿和理疗等治疗。

（5）有诱发坐骨神经痛外来因素者要设法排除，否则体疗效果不佳。

## （十一）网球肘伤

许多中学生非常喜爱网球运动，这种运动不同于奔跑、跳跃及投掷等田径活动，人们必须手握球拍，反复扣球，一场比赛下来，常常会手酸肘痛。发病初期，病情会较轻，仅为酸胀微痛，且只在用力伸腕和前臂旋转运动时出现。病情发展时疼痛程度加深，呈持续性，且向前臂外侧和手放射，可伴手指麻木，甚至握物无力，持物不牢等；疼痛白天轻、夜晚加重，在进行击球、握拳、拧东西、持重物等肘关节活动时加剧。由于此病多见于网球运动员，俗称网球肘。

网球肘的学名为"肱骨外上髁炎"。我们上肢的伸腕伸指活动的肌肉，附着点在肘外侧即肱骨外上髁处，打网球或羽毛球时，手握球拍正手扣球，这些肌肉被猛烈牵拉；若反手扣球，这些肌肉又主动收缩，这样反复地用力和收缩，使肌肉在肱骨外上髁的附着点不断地被扯拉，反复地慢性损伤，结果产生肘部疼痛。其实这种痛不仅仅发生在网球运动，在羽毛球、乒乓球和排球扣球时错误的动作下都会发生。网球肘痛，发病时肘部外观不红不肿，亦能正常伸屈运动，但自觉疼痛无力并用肘部压痛点。

治疗网球肘，应在刚发病时停止有关体育和体力活动，让肘部休息，配合使用舒筋活血的中草药进行局部熏洗，往往能减轻症状，还可采用按摩法治疗：①扭拨法：术者一只手托患者肘桡侧，另一只手托患者腕部，双手配合作患肢上下抖动、左右旋转以扭拨其筋，再以托肘之手边拨边下移边用拇指重揉患肘及腕部数次。以此重复 1~2 次。②摇揉法：术者托患者之手以拇指轻揉桡侧筋，托腕之手摇肘、屈伸肘、旋前旋后各数次。③拨筋法：先做扭拨动作 5~7 次，再以托肘之手的拇指指甲在肱骨外上髁伸肌总腱附着处几个压痛点上分刮数次。④弹筋法：患肢呈屈肘位，术者以托肘之手将其固定，另一只手拇指、食指呈相对钳形提弹患者桡侧各筋，先深后浅各 2~3 次，再用手掌根轻揉数次。⑤扳法：一只手握肘背侧固定，另一只手握腕，屈腕屈肘。前臂旋前位，做肘屈伸摇动数次，握腕手顺势向伸肘方向扳，常可听到"咯吱"声响。

网球肘伤的预防：

（1）参加网球运动者应加强腕、臂部力量训练，而这种训练应由小运动量开始，逐渐加大运动量，使机体逐渐适应网球运动。同时，应防止腕关节和前臂肌肉过劳及疲劳积累，在疲劳状态下更易形成网球肘。实践证明：做好训练或比赛前准备运动及运动结束后的放松运动，可提高肌肉的反应力，有助于防止或减轻肌肉的损伤。

（2）正确掌握发球、接发球、击球技术动作，纠正手腕不固定、直臂击球等错误动作。让腕、肘关节无论是后摆还是前挥时都始终保持一个固定且具弹性的角度，即使在做腕、肘部翻转动作时亦不可太猛太夸张。做到这些就可防止伸肌群因过度伸展而损伤。亦可采用支持力较强的护腕、护肘以限制腕、肘部翻转和伸直。若在前臂肌腹处缠绕弹性绷带，则可减少疼痛的发生。初学者或肌肉力量较弱者，练习时可选重一点的球拍，并适当调整拍柄，使之适合自己。在穿弦时可减少磅数，选较细的弦并穿得松软些，以缓冲球与球拍对抗所产生的震动力向肌肉的传导。早期发现疼痛应及时治疗。一般需 10~14 天才能恢复正常。初次发病时，最好中止练习，待完全康复并纠正错误技术动作后再练习。

# 第四章

# 急救知识

## 一、急救的定义、原则和注意事项

运动损伤的处理，除必须遵守医学上的一般原则外，还应充分考虑到运动损伤组织的尽快愈合和运动功能的及早恢复。

### （一）急救的定义

急救是对意外或突然发生的伤病事故进行紧急的、临时性的处理，其目的是保护伤员的生命安全，避免、减轻伤员的痛苦，预防并发症，并为伤员转运和进一步治疗创造条件。因此，无论何种急性损伤，及时而正确的急救都是很重要的。

**运动损伤的初步诊断**

初步诊断的过程，是对伤病进行调查研究和分析比较的过程，它是确定急救措施的前提。进行初步鉴别诊断的过程与内容大体分为两步：

（1）收集病史。

主要包括两个方面：一是简要地询问受伤经过，如受伤的运动项目和动作、受伤的时间和地点、身体哪个部位受到暴力打击或跌倒时身体哪个部位先触地等，以便确定损伤的特点和规律，不同的暴力作用机制可发生不同的损伤。二是立即询问伤员的自我感觉，如受伤时是否听到响声、身体哪个部位疼痛、伤肢能否活动等。

若伤员因昏迷而不能直接回答询问时，应向最了解情况的同伴或其他现场人员简明扼要地询问伤员受伤的经过。通过简要、迅速地了解伤情并加以分析，确定损伤部位、性质和范围，以便做进一步检查。

（2）就地检查。

首先必须检查伤员的全身状况，如精神、面色、姿势、知觉、呼吸、脉率和血压等，注意伤员有无休克，若出现休克现象则应首先抢救。然后进行损伤局部检查，如有无创口、出血、红肿、压痛、畸形、异常活动及功能障碍等，以此确定是骨损伤还是关节损伤。检查时不要只注意损伤局部而忽略了其他部位的检查，要注意有无内脏和神经损伤。

根据以上检查结果做出初步诊断后，应按不同情况迅速处理。

### （二）急救的原则和注意事项

（1）急救时必须抓住主要矛盾，救命在先，做好休克的防治。骨折、脱位、严重软组织损伤或合并其他损伤时，伤员常因出血、疼痛等原因而发生休克。因此，在现场急救时，要首先注意预防发生休克，若有休克，必须优先处理。急救时必须分秒必争，力求迅速、准确、有效，做到快抢、快救和快送医院处理。

（2）急救人员的态度要和蔼可亲，语言要亲切、婉转，切忌粗暴，要有高度的责任感。切不可惊慌失措和顾此失彼，即使遇到危急情况也要保持镇静，要进行敏捷且有条不紊的抢救工作。经急救处理后，应陪伴伤员将其送至医院，并向医生介绍伤员的发病情况及抢救经过。

（3）辩证施治。所谓辩证施治是指根据局部的不同伤情、不同病期采取不同的治疗措施。局部损伤必定会不同程度地影响全身，而全身状况不良又会影响到局部损伤的愈合。在进行局部治疗的同时，还要注意改善伤员的全身状况，把外治与内治、局部治疗和全面治疗结合起来。

（4）动静结合，合理地安排伤后体育恢复活动。伤后根据不同情况，局部给以必要的制动固定是十分重要的。但实践证明，伤后恰当地进行功能锻炼或体育活动，可以促进伤肢的血液循环，改善伤部组织的代谢，加速淤血和渗出液的吸收，促进损伤组织的修复。同时，还可防止或减轻肌肉发生废用性萎缩和受伤组织的松弛，加强关节的稳定性和适应性。尤其是经常参与运动的中学生，合理安排伤后练习，还可以保持已获得的良好运动状态，伤愈后即可投入正常的练习，防止因伤后停止训练而引起的运动功能退化。即使伤后采用石膏或夹板固定，未被固定部位的功能锻炼也应照常进行。

软组织严重损伤的早期，伤部可暂停活动，但其他部位的功能锻炼应继续进行，如上肢损伤活动下肢，下肢损伤活动上肢等。随着伤情的逐渐好转，功能锻炼或体育活动应随之逐渐加强。由于运动损伤尤其是慢性小损伤与运动的技术动作有关，因此在治疗时应停止或减少这些动作的练习。伤后再参加运动时，伤区可用支持带加以保护，以防发生劳损和再伤。

## 二、急救方法

### （一）休克与抗休克

**1. 休克产生的原因及症状**

休克是指人体受到强烈的有害因素（如疼痛、失血、感染等）

的影响，引起以有效血循环量不足为特征的急性循环系统功能不全综合征。休克是一种急性有效血液循环功能不全而引起的全身综合征。运动损伤性休克原因很多，都是由于有效血容量减少所致。体育比赛中易发生的是重力性休克、严重挫伤并发休克等。

引起有效血容量减少的原因是：

（1）剧烈疼痛，如骨折等，因为剧烈疼痛，通过神经反射作用，使伤部周围血管扩张，导致有效血容量相对减少。

（2）大出血，如腹部挫伤、肝脾破裂出血，使有效血液循环减少。

休克的症状与特征有：早期常有烦躁不安、呻吟、表情紧张、脉搏快、呼吸浅而急促等症状，此期常易被忽略；继后，由兴奋期过渡到抑制期，表现为精神萎靡、表情淡漠、面色苍白、口渴、畏寒、头晕、出冷汗、四肢发冷、脉搏无力、血压和体温下降，严重者出现昏迷。

**2. 抗休克措施**

一般处理措施：让伤员安静平卧，松解衣领，注意保暖，给予亲切的安慰和鼓励，并适当给伤员饮茶或姜汤、盐水等，以减轻口渴；若伤员头部受伤或呼吸困难，应将头部稍微抬高，以避免颅内压增高，静脉回流受阻，使横膈上升而造成呼吸困难。

对症处理措施：因出血引起的休克，应立即止血；若已昏迷，可用针刺或掐人中、百会、涌泉等穴位，使之苏醒。

### （二）出血和止血

据研究，健康成人每千克体重平均约有血液75毫升，总血量可达4 000~5 000毫升。急性大量出血达全身血量的20%，即可出现乏力、头晕、口渴、面色苍白等一系列急性贫血的症状。出血量超过全身血量的30%时，将会危及生命。因此，对一切有外出血的伤员，尤其是大动脉出血，都必须在急救的早期立即给予止血。

**1. 出血的分类**

血液从损伤的血管外流称为出血。按出血的部位不同，分为外出血和内出血两种。外出血指血液从皮肤创口处向体外流出，是运动损伤中较为常见的一种。内出血指血液从损伤的血管内流出后向皮下组织、肌肉（包括颅腔、胸腔、腹腔和关节腔）及胃肠和呼吸气管内注入。内出血较外出血性质严重，因其初期不易察觉而容易被忽略。

按出血的性质，可分为毛细血管出血、静脉出血和动脉出血三种，但一般所见的出血多为混合型的出血。动脉出血时，血色鲜红，血液自伤口的近心端呈喷射状流出，危险性较大，常因失血过多而出现急性贫血，以致血压下降，呼吸、心跳中枢的麻痹而引起心跳、呼吸的停止。静脉出血时，血色暗红，血液自伤口的远心端缓慢地向外流出，危险性较小。毛细血管出血时，血色介于动脉血和静脉血之间，血液在创面上呈点状渗出并逐渐融合成片，最后渗满整个伤口。

**2. 常用的不同部位的止血方法**

（1）颈浅动脉：用一根手指在耳屏间前约1厘米处压迫，止同侧额部、颈部出血。

（2）面动脉：在下颌角前约1.5厘米处，止同侧面部、颌上部出血。

（3）锁骨下动脉：在锁骨上窝处，止上臂上部及肩部出血。

（4）肱动脉：在上臂内侧中部，用三指向肱骨体方向压迫，止前臂出血。

（5）指间动脉：在手指指间关节两侧同时压迫，止前臂出血。

（6）股动脉：在腹股沟中点处，用掌根压迫，止下肢出血。

（7）胫前、胫后动脉：用两只手拇指分别同时按压内踝与跟腱之间和足背皱纹中点略靠内侧部位，止足部出血。

## （三）开放性损伤

处理方法：止血、清创、消毒、包扎。

注意：1%～2%的龙胆紫具有收缩作用，因此关节部位不能用；1%～2%红汞含有无机汞，口腔部不能用，也不能与碘酒合用。为防止留下有色疤痕，面部的擦伤不能用龙胆紫和红汞，应该用0.11%的新洁尔灭。如果创伤面较脏，伤口深且有杂物，为防止感染或形成"刺花"，应用1%普鲁卡因局部浸润麻醉后，再用消毒毛刷清除异物再行处理，必要时注射破伤风抗毒素。

## （四）急性软组织闭合性损伤

处理方法：早期（伤后24～48小时内），休息或患肢制动，冷疗（每次15～20分，每天3～5次），置受伤组织于放松位置，加压包扎，然后抬高患肢（高于心脏水平位置）；中后期，理疗、按摩、热疗。

## （五）关节脱位

**1. 关节脱位的症状**

关节脱位是指关节间失去正常的连接关系。在发生关节脱位的同时，由于暴力的作用，常常伴有关节囊、周围韧带及软组织损伤，甚至可能伤及神经、血管等。关节脱位后，局部会有疼痛、肿胀、压痛等症状，关节完全不能活动，出现肢体轴线改变、肢体长度改变等畸形，在X光下可以确诊脱位的具体情况及有无骨折发生。常见的有肘关节脱位、肩关节脱位。

**2. 关节脱位的现场处理**

在损伤现场，没有关节脱位整复经验的人不可随意进行整复，以免加重损伤。应在脱位已经形成的姿势下，用夹板和绷带临时固定伤肢，然后送医院或找有经验的大夫处理。

（1）肩关节脱位的临时固定方法。用两条长毛巾或布带，一条兜住伤肢前臂并挂在颈部，另一条将伤肢固定于胸臂，在体侧腋下作结。

（2）肘关节脱位。如果没有合适的夹板，可用粗一些的铁丝弯成长形的环，在环上用绷带或毛巾缠绕做成铁丝夹板。把铁丝板弯成合适的角度，将伤肢用绷带固定在夹板上，再用布带将前臂挂起。如无铁丝夹板，也可用宽布带将伤肢悬挂在胸前。

## （六）骨折

### 1. 骨折的分类

引起外伤性骨折的暴力，按其作用的性质和方式，可分为直接暴力、传达暴力、牵拉暴力和积累性暴力四种。

（1）直接暴力。暴力直接作用于人体而引起骨折，如跌倒时膝部跪地，暴力直接打击在髌骨上而引起髌骨骨折。

（2）传达暴力。在接触暴力较远的部位发生骨折，如跌倒时用手触地，由跌倒时冲力所引起的地面反作用力，从地面沿上肢向上传导，可分别导致舟骨、桡骨下端、尺骨、桡骨干骨折等，这是最常见的骨折机制。

（3）牵拉暴力。急剧而不协调的肌肉收缩或韧带的突然紧张而引起附着部的撕脱性骨折，如股四头肌的猛烈收缩引起髌骨骨折或胫骨粗隆的撕脱性骨折，肱三头肌的剧烈收缩引起尺骨鹰嘴撕脱性骨折等。

（4）积累性暴力。积累性暴力是多次或长期暴力作用，也会引起骨折，如长途行军或反复跑跳运动所引起的第二跖骨颈和腓骨下端骨折等。

### 2. 骨折的症状

骨折是体育运动中一种比较严重的损伤，骨折后的症状一般都比较严重。

（1）疼痛。因骨膜撕裂和肌肉痉挛引起尤其是活动时更加剧烈，甚至可引起休克。

（2）肿胀和皮下淤血。因骨折处血管破裂骨膜下出血以及周围软组织损伤所造成。

（3）功能障碍。骨折后肢体失去杠杆和支持作用，丧失了原有的功能，再加上剧烈疼痛和肌肉痉挛，肢体大多不能活动。

（4）出现畸形和假关节。在骨折端发生移位和重叠，致使伤肢变形，出现缩短、成角或旋转畸形。发生骨折的地方可出现假关节，移动时会发生骨折摩擦音。

（5）压痛和震痛。骨折断端有明显的压痛。在远离骨折处轻轻捶击，骨折处往往出现震痛。

### 3. 骨折的现场处理

发生骨折，应立即进行急救。如果病人疼痛厉害，要注射止痛药；如果病人休克，要先抗休克，然后进行固定包扎。固定包扎时，动作要轻缓，不要乱拉乱拽，以免造成严重的错位，影响整复。

（1）上肢骨折。要用一个长 40 厘米、宽 6 厘米的木板托住伤肢，用绷带扎紧骨折处的上下两端。伤肢如有畸形，没有经验的人不要妄加处理。

（2）下肢骨折。先将伤腿轻轻和好腿并起来，用宽布条或褥单将两条腿绑在一起，然后慢慢抬上硬板担架（可用门板等代替），送往医院救治。

（3）头部、颈部或脊骨骨折。运送时要非常小心，以免损伤神经和脊髓，造成肢体瘫痪。搬运时，头部用枕头或衣服塞紧，防止移动。固定好以后,千万不要扭动病人肢体。在运送医院的途中动作要迅速、平稳。

### (七) 心跳、呼吸停止的急救——复苏术

有时因溺水、严重损伤、休克、重病等造成呼吸或心跳骤停,如果不及时抢救,伤员就会很快死亡。因此,学会复苏术是使伤员重新恢复呼吸和血液循环的重要手段。在抢救伤员的同时,应迅速请医生前来进行急救处理。

**1. 口对口人工呼吸**

施术时,先使伤员仰卧,头部后仰,把口打开,盖上一块纱布。急救者一只手托起伤员下颌,掌根轻轻压环状软骨,使其压迫食管,防止空气吹入胃内,另一只手捏住伤员的鼻孔,然后深吸一口气,吹入伤员口中。吹气的时间应短,吹完后立即松开捏鼻子的手。如此反复进行。成年人每分钟吹气 16~18 次。

注意事项:施术前,先将伤员置于空气流通处,松开衣领和皮带,清除口腔内的异物。吹入的气量开始 10~20 次宜稍大些。抢救人员要有耐心,操作不能间断,一直到伤员恢复呼吸或真正死亡为止。若心跳也同时停止,则应人工呼吸与胸外心脏按压同时进行。两名救护人员同时操作,吹气与挤压频率之比为 1∶4;只有一人操作,吹气与挤压频率之比为 1∶5。

**2. 胸外心脏按压**

一般只要伤员突然昏迷,颈部动脉或股动脉摸不到,就应马上进行胸外心脏按压,尽快恢复伤员的血液循环。

(1) 胸外心脏按压法。首先让伤员仰卧,急救者双手重叠,用掌根部按于伤员胸骨下半段,肘关节伸直,用适当的力量,有节奏并带有冲击性地下压,使胸、肋骨下陷 3~4 厘米。每次下压后应迅速将手放松。成年人每分钟挤压 60~80 次。在急救过程中如能摸到

颈动脉或股动脉搏动，伤员收缩压达到 60 毫米汞柱以上，瞳孔缩小，是挤压有效的表现，应坚持操作至自动出现心跳为止。

（2）注意事项。压迫部位必须在胸骨下半段，压力方向应与脊柱垂直，用力不可过猛，在抢救的同时应迅速请医生救援[①]。

---

① 王书臣. 郑州市小学运动急救教育开展现状及优化策略［D］. 河南师范大学，2023. DOI：10.27118/d.cnki.ghesu.2023.000979.

# 第五章
# 中学生常见疾病的体育疗法

## ■ 一、糖尿病的体育疗法

体育锻炼对糖尿病的治疗作用在于改善糖和脂肪代谢，降低血脂、血糖，提高组织对胰岛的敏感性，增强体力，增强信心，并预防糖尿病的某些并发症。

一般来说，体育锻炼主要适用于轻度及中度的Ⅱ型糖尿病，或非胰岛素糖尿病。此类型患者组织胰岛素受体功能降低，对发病起着重要作用，而运动能提高胰岛素受体功能，因而有特殊的治疗意义。对于Ⅰ型糖尿病或胰岛素依赖型糖尿病，运动疗法仅有利于对抗运动不足，而无特殊治疗意义，且此型患者血糖控制不易稳定，只能进行轻微活动。

### （一）运动种类

适用于Ⅱ型糖尿病的运动：

主要是耐力运动，如步行、慢跑、游泳以及徒手体操、太极拳和气功，可选择1~2项进行锻炼。其中步行是国内外最常用的，应作为首选。

### （二）运动强度

运动强度过低，能量代谢以利用脂肪为主，对糖代谢影响较小；运动强度过高，开始时血糖上升明显，之后血糖又过度下降，甚至引起低血糖反应。唯有中等强度的运动锻炼对降血糖有明显作用，这是糖尿病运动疗法的特点之一。另一特点是运动中全身肌肉都应得到锻炼，以利于肌肉对葡萄糖的利用。因此，运动强度应相当于最大摄氧量的50%~60%，每次持续20~30分，可逐步延长至1小时，并要有准备活动及整理活动。

### （三）注意事项

（1）应将运动疗法同控制饮食和药物治疗结合起来，合理安排。
（2）避免空腹及注射药物后的60~90分内运动。
（3）运动时易发生低血糖者可在运动前或运动中增加饮食。
（4）避免在运动肢体（腿部）注射胰岛素。
（5）糖尿病人采用运动疗法，一定要在医务人员的指导下进行。

## 二、慢性气管炎的体疗

通过体疗，可以增强体质，提高机体的免疫能力，改善物质代谢，增进机体对体力活动的适应性。在控制炎症和痉挛的基础上，纠正患者不合理的呼吸方式，可以有效地改善肺通气量及血液与肺泡间的气体交换，从而缓解气短、气促症状，并促进气管内痰液的排出，减轻支气管炎症，增强心肺功能。

### （一）体疗的方法

症状较轻者可进行一般性的体育活动，如慢跑、打乒乓球和羽毛球、传垫排球、参加广播体操等；症状较重者以呼吸体操为主，并应在户外绿化环境中散步或练习呼吸体操。

呼吸体操对治疗慢性气管炎有良好的效果。编制呼吸体操的原则是除一般的全身活动外，还要特别注意呼吸肌，尤其是呼气肌和辅助呼吸肌的锻炼。呼吸体操由上肢运动、呼吸运动、扩胸运动、腹背运动、体侧运动、腹式呼吸及整理活动组成。发展腹式呼吸，着重改善呼气过程，利用膈肌、腹肌及下胸部的一些肌肉的活动来补偿胸式呼吸的功能不足，以提高肺通气量。

### （二）注意事项

在进行活动时，要注意呼吸动作，用鼻吸气，用口呼气，多锻炼腹式呼吸。吸气的时间短些，呼气的时间要长些，吸气与呼气时间之比可为1:2或1:3，并要求尽力呼出。要选择在空气新鲜、绿化良好的环境中锻炼。平时要注意预防感冒，若有急性感染发热和心肺功能失代偿期时不宜进行体疗。

## 三、支气管哮喘的体疗

支气管哮喘是呼吸系统的一种慢性病，多发于秋冬季，春季次之，夏季变轻或缓解。有过敏性体质的患者在吸入致敏物或发生呼吸道感染时，迷走神经兴奋性增高可导致发病。急性支气管哮喘发作期，由于气管平滑肌痉挛、黏膜肿胀、管腔狭窄，加上分泌物积滞，使肺通气受阻，发生呼吸障碍、呼气困难，结果引起肺泡内空气的滞留，使肺泡扩大，导致肺气肿，并影响肺内的血液循环，久之可继发肺硬变。

典型支气管哮喘病人在发作前，常有先兆症状，如咳嗽、胸闷或连续喷嚏。急性支气管哮喘发作时患者有气急、哮喘、咳嗽、多痰等症状。每次发作可历时数小时或数日后才逐渐缓解。

## （一）体疗的作用

通过体疗，可以增强体质，增进健康，提高机体的免疫能力，并可降低迷走神经兴奋性，恢复植物性神经系统功能的对立平衡，改善和发展呼吸功能，使患者掌握控制呼吸的方法，预防肺气肿和肺硬变。此外，利用各种自然力锻炼，还可提高患者对外界环境变化的适应能力，减少呼吸道感染的机会。

## （二）体疗的方法

体疗的方法主要有保健体操、专门性的呼吸体操（延长呼气）、散步、气功等。肺气肿患者的呼吸体操可采用坐位，放松紧张的呼吸肌，一只手按上腹部。呼吸从呼气开始，呼气时腹部下陷，再用一只手轻轻按压上腹部以增加腹压，帮助膈肌上抬。吸气时，上腹部对抗手所施加的轻微压力而徐徐隆起。为了使气体顺利地呼出，要采用经口的吹笛样呼气法，使气体经过口慢慢呼出。吸气用鼻，使空气经鼻腔的湿润、加温、过滤和吸附，减少对气管的刺激，呼气时不可憋气。

此外，可循序渐进地进行自然力锻炼，如在绿化优美的环境中散步，以提高机体对外界环境的适应能力。气功锻炼时以卧式为主。

## （三）注意事项

体疗只适宜在哮喘发作间歇期间进行。当哮喘频繁发作，体力较弱时，则不宜进行体疗。每日体疗总时间为30~40分，可分3~4次进行，平时不宜进行剧烈运动。在体疗前应使鼻道通畅。

做较长时间的健身活动时，为预防运动引起气管痉挛，可于运动前5分吸入气管扩张剂（如异丙肾上腺素）。在体疗过程中，如出现胸闷或气促等情况时，应休息片刻。

## 四、关节炎的体疗

关节炎的种类较多，如创伤性关节炎、风湿性关节炎和类风湿性关节炎等，发病原因各不相同。关节炎的主要症状是关节疼痛、肿胀、活动功能障碍、关节畸形等。慢性关节炎是由于长期疼痛、活动减少，导致局部代谢和营养发生障碍，造成骨质疏松、软骨与肌肉萎缩，进而可使全身功能状况下降。

### （一）体疗的作用

通过体疗，可改善全身与局部的血液循环，促进渗出物的吸收，减轻疼痛。同时，适当的体育活动，可提高各器官系统的功能，增强体质，增进健康，提高机体的抵抗力，预防关节韧带及关节囊挛缩和畸形，增强肌肉力量，改善与恢复关节的运动功能。

### （二）体疗的方法

体疗的方法主要是医疗体操，可分为被动活动和主动活动两类。

被动活动主要用于某种关节炎的急性期或亚急性期，其目的是防止挛缩畸形和关节强直。当患者不能独立进行关节活动时，常采用被动屈伸运动等。运动幅度不可太大，动作要缓慢、柔和。

主动活动以医疗体操为主，先从健康的关节开始，逐渐引向患病关节。其目的是增强肌肉力量，改善肌肉和关节的营养代谢，恢复关节的活动范围。

此外，还可配合在温水中进行关节活动的练习或按摩等，以提高治疗效果。

健身手珠球一般由金属制成，2个球为1副，其质量和体积可由各人的手掌和力量大小等具体情况自行选择。锻炼时，将两球托于一只手掌上，以5个手指的顺序屈伸，来使两球互绕盘转于掌中，其盘转方向可顺时针、逆时针方向交替变换,也可两手交替锻炼。

## 五、慢性肝炎的医疗体育

对肝炎患者通常在给予药物治疗的同时,还需强调注意适当的营养和必要的休息。除慢性活动期应卧床休息外,稳定期或恢复期病人都可以进行运动以帮助恢复。

### (一) 扭腰晃膀

两脚与肩同宽平行开立,膝微屈,肩关节放松,悠缓自然地扭腰晃膀,要求做到上虚(上体特别是肩、腰要放松)、下实(练功时将身体重心下移,将紧张点移到两脚上)、呼吸自然。腰膀晃动不拘姿势,但宜轻柔而富于节奏。

### (二) 顺风扫叶

两脚开立相距 30 厘米左右,膝微屈,全身放松,两臂在身前先顺时针轮转 4~8 次,再逆时针轮转 4~8 次。两手轮转幅度越大越好,但需动作轻柔。该组动作称为"顺风扫叶",就是强调用意而不用力。

### (三) 按摩两肋

自然站立,两手分别反复按摩两肋,直到局部发红、发热为止。

### (四) 叩击足三里

松握两拳,叩击两小腿上的足三里穴。取穴方法:正坐屈膝垂足,从膝盖正中向下摸到一突起高骨,即胫骨粗隆,足三里穴就在胫骨粗隆下缘直下一横指处。

### （五）轮击肩背

两脚开立同肩宽，肩腰放松，两臂轮击肩背等处。

### （六）双手托天

两手交叉互握，翻掌，掌心向上，上举过头呈托天状。两臂上伸的同时提踵，并用鼻轻柔匀缓地吸气，然后两臂放松，肘肩自然微屈，脚跟下落，并用鼻缓缓呼气。如此反复若干次。

### （七）抬头跷腿

仰卧床上，两臂前举，收腹，头和上身尽量抬起，同时两脚伸直高高翘起，保持 5~10 秒后落下。每日 2 次，每次 10 下。

## 六、慢性胃炎的体疗

体疗还是治疗慢性胃炎的一剂"良方"，它能增强体质，改善胃的营养状况，提高胃的消化能力，使症状逐渐消失。常用的体疗方法有以下五种：

### （一）气功

气功能调节中枢神经的功能，增强新陈代谢。练气功时横膈活动范围较平时大 3~4 倍，对胃是一种有规律的按摩，可使胃部血液循环得到改善，抵抗力增加，炎症减轻。慢性胃炎患者最好练习内养功，练功时卧位或坐位均可，用深腹式呼吸。第 1 期是学习掌握练功的方法，时间为 10 天左右。第 2 期是练功治疗的主要阶段，时间为 60 天左右，每日练功 3~4 次，每次约 30 分。第 3 期是巩固疗效，为转入正常的生活和工作做好准备，时间为 2 周左右。

## （二）太极拳

练太极拳，胸腹联合部活动较多，能促进腹腔的血液循环，改善胃的营养状况，增加胃肠蠕动，提高胃的消化功能。

## （三）散步

散步时甩臂迈腿，腹肌前后收缩，膈肌上下运动，对胃肠起到一定的按摩作用，使胃肠的蠕动加快，消化液分泌增多，消化功能得以提高。

## （四）按摩

仰卧，用右手掌在左上腹轻轻按摩。可以绕圈按摩，也可上下按摩，每天按摩 2~3 分。这种方法的功用同前 3 种类似，于睡前、醒后进行较为方便。

## （五）注意事项

在整个体疗过程中，应注意合理的饮食制度，每日除主餐 3 次外，应另加 2~3 次点心。要贯彻动静结合的原则，并配合太极拳、保健操（包括腹肌和腰背肌的练习）和自然力的锻炼。若溃疡病较严重，近期内曾有大出血或有出血倾向的患者，在尚未有效控制出血前，应暂停体疗。

# 七、神经衰弱的医疗体育

大量事实说明，单纯凭借药物，要想治愈神经衰弱是较为困难的。根据神经衰弱患者体质普遍差的具体情况，一般可选用以下一种或数种体疗配合药物治疗。

### （一）练太极拳

太极拳要求做到动静结合，练拳时必须注意力集中，排除杂念，全神贯注地投入到运动中。这样，大脑皮质中与运动有关的部分就会有规律地兴奋，而其他部分则逐渐抑制，从而得到充分的休息。长期坚持练习，能使脑功能得到改善和恢复。

### （二）气功

通过放松和入静，既可调整大脑皮层的活动状态，又能使神经系统和全身得到充分休息。

### （三）散步

每天早晚坚持30~60分的散步，对患者稳定情绪、振作精神大有裨益，对逐步消除头痛和失眠症状也非常有效。

### （四）健脑功

第一式：预备式。身体直立，周身放松，两眼微闭，舌舔上颚，意守丹田。

第二式：左右摇晃式。开始时，头大幅度地向左右摇晃，速度要慢，逐渐变为快速（当头感到胀得厉害的时候放慢速度）。

在做快速动作时，感到头脑发胀，不必害怕，可以由快速动作变为慢速动作，使头部左右两侧、脖子、颈椎和胸椎上部肌肉得到锻炼。

第三式：前后仰头式。用力低头和仰头，由慢到快，形成反复上下甩头动作，起到仰头、仰脖抽动气管和低头牵动颈椎等作用。

第四式：头部俯式。头回缩，再向前用力伸，通过俯冲动作，脖子大幅度延伸。当头抬起时颈向后仰，后脑尽量向下压颈椎，使气管、颈椎等部位得到锻炼。

第五式：十指挠头式。做完第四式后，两手八指在上，两拇指掐住头部，满头抓挠，将头部四周都挠到为止。之后，放开双手，恢复第一式。

练这套健脑功，每个动作的次数因个人体质和具体情况的不同可随意增减。若天天坚持，不但能治好神经衰弱，而且对偏头痛、三叉神经痛、脑动脉硬化症、气管炎以及颈椎疾病等均有良好的疗效。

如果失眠严重，还可在睡前练习按摩入睡法。做法如下：仰卧，自己按摩神门（在小指尺侧手腕横纹头凹陷处）和三阴交（在脚内踝尖直上三横指紧靠胫骨后缘处）各数十次，深呼吸数次后恢复自然呼吸。如此，不久即可入睡。

## 八、健目的体育疗法

以下是一套保健操，可以在日常生活的间隙随意选择其中一两种动作来练习，就可以达到护目健目的目的。

### （一）摩面

每逢读写而感到视觉疲劳时，就用单手摩面。先做顺、逆时针方向圆周状按摩，再做自上而下的直线式按摩以及自左至右的横线式按摩。摩面时，头部固定不动，重点在眉眼部位，手法宜沉稳有力，操作时间不宜太长，以面部皮肤有微热感为宜。

### （二）搓头

当反复思考问题不得要领，或读书一时读不进去，这时最好休息一下。但在任务繁忙不能分身时，不妨用单手五指或双手十指的指肚揉搓发根，手法宜稳而重。切忌摇头晃脑，揉搓时最好闭目。

### （三）击鼓

睡觉初醒时，用双手指肚敲打前额至脑后发际，顺序自前而后，由中而侧。敲打时微觉咚咚有声，手法轻重相宜，以头脑有清醒舒适感为度，若能配合其他几式练习，长期坚持，对恢复视力功能有较好作用。

### （四）闭目

闭目是养神的基本方法。每次闭目的时间可长可短。如上课前或下课后，闭目几秒钟至一分钟，这样，久而久之，在上课后就能保持较好的视力，使视觉疲劳明显推迟。再如，中午不能睡午觉，就闭目养神几分钟；若夜间因故必须迟睡，可在黄昏时闭目片刻，都能相对地提高学习和工作效率。假若在家自学，凡遇读书写字时间较长，中间就可闭目休息。这是脑力劳动者的一种基本休息方法。

### （五）远眺

尽可能到视野开阔的地方去活动一下，远眺一阵，例如，去公园时多注意远处景物和树木的绿叶。即使在室内读写，时间稍长后，也可利用思考间歇，远眺一下窗外的蓝天白云或看向室内较远墙壁上的斑点，纵然只有几秒钟的时间，也能起到良好的调节作用。

### （六）眨眼

两眼眨动几次，然后紧闭片刻，再突然睁大眼睛，最好重复做两三遍。

### （七）顾盼

头不动，使眼球向左右眼角转动，极目顾盼几次。

## （八）虎视

扭转脖子，向后面看四五次。左右交替，以提高视力。

## （九）瞪目

瞪目注视室内或室外一目标，高度应稍低于眼平视水平，注视后闭目瞬息，然后暗想留存脑际的视觉印象。瞪目时吸气，闭目时闭气，开目时呼气。以气不促、胸不闷，而眼目有清明感为原则。每日做两三遍，长期坚持，有明目、增强记忆的功效。

## （十）转睛

早晨醒后，先闭目，呈圆周状旋转眼球，顺、逆方向各四五次，再睁眼转眼珠，次数与闭目时相同；晚上睡前，先睁目转睛，后闭目转睛，即模仿猫头鹰的一种练眼法。这是最古老的体疗方法之一。

## （十一）熨目

两掌相合，做有力而无声的摩擦，至掌心发热后，以手掌熨贴双眼，连做两三次。

## （十二）点穴

以食指指肚或大拇指背第一关节的曲骨，重按眉目和眼周各穴位，其中以眉稍的丝竹穴为重点，但每次只需轮换取穴一两对，各按数下即可。手法由轻而重，以有明显酸胀感为度。遇有头痛或眼红，可加点太阳穴，方法相同。要注意：①穴位要准确；②每次取穴不可太多；③不要每天点穴或总是点按同一穴位，要轮换，要间歇。

### （十三）掐眦

闭目，以拇指、中指捏住鼻梁两旁的眼角，以食指点按印堂穴，闭气，然后止推同时操作，连点带捏。连续捏至微闷时即吐气结束，做一遍即可。凡应用自我按摩法，尤其是触及眼部时，要注意手的清洁。

### （十四）抹项

以一只手掌全掌用力按住脑后颈部上端的发际，自上而下用力抹几次，动作要缓慢，一轻一重地操作。手法加重时应有手、颈抗衡之势，一只手疲乏后，换另一只手再做一遍。

### （十五）舒脊

吸气扩胸收腹，头部向上顶起，带动脊柱尽量向上伸拔，然后呼气、复原。这样一张一弛，一伸一缩做几次，能疏通颈部、背部气血，祛除颈椎和背部因长时间伏案引起的酸痛。

### （十六）揉肋

先以两掌各自缓慢有力地搓揉两肋十余次，在揉肋的同时左右交替耸动两肩胛骨十余次。有舒筋明目和祛除胸肋肩背酸痛的功能。

目功十六法人人可练，但练习式数、次数和时间长短，可灵活掌握。能养成正确的锻炼习惯，可保健一生的视力。

## 九、痛经的体育疗法

痛经是一种月经伴随症，是指在月经来潮时（或即将来潮前），下腹剧烈胀痛，并伴有腰酸、头昏等症状。痛经可分原发性痛经与继发性痛经两种。女中学生痛经大多数属原发性痛经，多与精神紧张，有恐惧心理或子宫发育不良，腹肌及骨盆肌过分软弱无力等有关。

有不同程度痛经的女学生，通过一定的体疗，可活跃腹腔及盆腔的血液循环，减轻盆腔充血程度。再通过情绪、精神的调节，可使痛经程度减轻。一般来说，步行、徒手操、太极拳等活动都有助益。

体疗对预防女学生的痛经症具有良好作用，主要在于通过多种专门性练习，以改善盆腔血液循环，纠正子宫位置，减轻盆腔内压、会阴部下坠感、尿频、痛经、腰酸等症状。

### （一）体育疗法

**1. 提肛缩紧法**

坐位（立位、卧位均可），全身放松，意守肛门，做提肛、缩紧肾、收腰动作，提肛时吸气，放松时呼气，依次反复练习。

**2. 增强腹肌、膈肌法**

（1）屈膝仰卧位，两臂放于身体两侧，用力下压，同时腹部抬起成桥形，稍停后放下，依次练习，以略感疲劳为度。

（2）仰卧位，两手放于枕后，做两腿依次上举练习，或两腿同时上举，两脚夹住实心球上举，然后慢慢放下。

**3. 腰背肌练习法**

（1）手扶器械，两腿分开站立，上体前倾，做腰腹部向下振压动作，进行时头部稍抬起。

（2）手扶器械，上体前倾，做单腿向上方的动作和拉腿动作，进行时头部稍抬起。

**4. 髋关节各轴位练习**

（1）坐位—屈髋屈膝—两腿交替屈伸，同时两臂配合摆动。

（2）坐位—两腿分开伸直，坐于垫上，做向左、向右体前屈运动。进行时腰部伸展，手尽力触及脚尖。

（3）手扶器械，身体自然屈膝下蹲，随后两腿在蹲跳中依次向左（右）侧伸。练习时，上体保持正直。

**5. 注意事项**

（1）女子痛经病情各异，上述练习大多在特殊体位下进行，要求患者必须树立信心，持之以恒。

（2）整个疗法的运动量由小逐渐增大，心率一般控制在130次/分以内，以稍微出汗为宜。

（3）动作要正确，活动幅度逐步增大。练习结束后，要做腹部放松运动。

### （二）自我按摩疗法

自我按摩能通调气血，改善血液循环，防治或缓解痛经。

第一节：仰卧，一手掌心贴于小腹部，做顺时针方向揉摩，约3分。有调和气血、解痉止痛的作用。

第二节：右手中指指腹按压肚脐直下3寸处（关元穴），以感到酸胀为度，揉动1分。有培补元气、调理冲任的作用。

第三节：右手中指指腹按压肚脐直下4寸处（中极穴），以感到酸胀为度，揉动1分。有益肾固带、调经止痛的作用。

第四节：双手掌心分别放在两侧肋部，分别向小腹方向斜擦，约1分，以局部有温热感为佳。有疏肝理气，解郁除烦的作用。

第五节：两手掌根紧贴腰部，用力向上下擦动，约1分，以腰部有温热感为佳。有补肾壮腰、益气调经的作用。

第六节：两拇指指腹分别按压两侧髌骨内侧上缘2寸处（血海穴），以感到酸胀为度，揉动1分。有调经清血，疏通经脉的作用。

第七节：两拇指指腹分别按压两侧髌骨内侧下方骨隆起下的凹陷处（阴陵泉穴），以感到酸胀为度，揉动1分。有疏经通络、益气活血的作用。

第八节：两拇指指腹分别按压两侧足踝上3寸处（三阴交穴），以感到酸胀为度，揉动1分。有滋阴通脉、调经止痛的作用。

此操宜在月经来潮前一周开始直至月经结束，每日一次，连续2~3个月经周期。除此之外，有痛经史的女子还需注意以下五点：①月经期要注意保暖，避免寒冷；②经期要适当休息，不要过度劳累；③保持心情舒畅，避免暴怒、忧郁；④注意经期卫生；⑤平时多参加体育活动，增强体质。若为继发性痛经患者，自我按摩后只能暂时缓解腹痛，因此必须积极治疗其原发病。

## 十、颈椎病的体育疗法

颈椎病是中老年人的常见病。但近年来青少年颈椎病的发病率有逐年上升的趋势。中学生由于长时间低头伏案学习，特别是有些人在电脑前学习、娱乐时间长达8~10小时，使颈椎长时间离开原来的位置，处于长期向前屈曲状态，椎间盘和椎体各部受力不均，后椎前韧带长时间受牵引，为病变种下祸根。随着时间推移，颈椎的软骨盘和周围的软组织开始出现损伤而变得不够稳定，同时，颈肩部的肌肉等软组织在日常工作学习中也容易受伤而出现炎症，从而加重或恶化颈部韧带或其他颈部软组织的功能失调，形成颈肌的高张力性即颈肌的持续收缩状态，形成肌肉收缩性头痛。

长时间低头学习或操作电脑容易使颈椎间盘退化变薄，骨质增生形成骨刺以致椎间隙逐渐变窄，椎孔缩小、关节功能紊乱，加速颈椎生理退行性病变。致使颈神经、血管、椎周围组织、颈脊髓受刺激或压迫，形成颈椎病。

颈椎病是一种生理退化性病变。疾病形成后，很难根治。应引起中学生高度警惕。针对颈椎病形成原因，重视颈椎病的预防和加强颈椎部的功能锻炼是最有效的方法。

## （一）颈椎病的预防措施

（1）要防止颈部外伤和着凉。颈肩部着凉后，该处肌肉就会痉挛、疼痛，可导致颈椎外平衡及内平衡的失调，诱发颈椎病。头颈部外伤会引起颈椎韧带、椎间盘及关节创伤，可立即或逐渐发生四肢麻木、下肢乏力、行走蹒跚、颈部僵硬与疼痛等症状。因此，在进行体育运动，如跳水、倒立、背越式跳高等时，要避免头颈部扭伤。

（2）学习时要注意头颈部姿势，要清除一切歪头、探头、低头等不良习惯。长时间低头学习时要加强头颈部的自我调整和保护，缩短不良姿势的持续时间，以减轻颈部肌肉疲劳，还应坚持进行颈部的推拿、按摩、轻叩，可使紧张的肌肉得以松弛，长期坚持不但能止痛，而且能缓解神经根的压迫症状。

（3）要纠正长时间低头的不良习惯。有些性格内向的中学生，平时喜欢长时间低头。天长日久，颈部细瘦，颈肌减弱，加重了颈后肌的负荷，使颈及肩背部的肌肉僵硬，出现血液循环障碍。僵硬的肌肉还会压迫神经，造成神经营养不良，最后引起头痛、头晕、耳鸣、心悸、恶心等，故称之为"低头综合症"。

## （二）颈椎部的功能锻炼

（1）仰头观天。取直立体位，两手下垂，双脚与肩同宽，头缓慢抬起仰望天空，仰视角尽量达到最大限度。眼睛盯住一个点作为目标，保持姿势20秒。

（2）按摩颈部。取直立坐势，用双手拇指按摩颈后侧，先按中间部位，再按两侧肌肉，自上而下，自行按摩20次。

（3）双目虎视。用手足撑地，使身体呈弓形，然后转颈回头，左倾右盼，左右各转20次，要领是左倾右盼时重在转颈部，不是在转眼睛。

（4）摇头晃脑。将头部进行前后、左右的摇晃和旋转，但动作要缓慢、幅度要大。

（5）互相争力。两手十指交叉，手掌置于颈后，将手掌用力向前移，颈部则向后挺直，两力相反，与此同时，左右转头摇晃 10 次，放松重复多次。

## 十一、失眠的体育疗法

在中学生中，有不少人因经常失眠而苦恼，并为此引起精神上较大的压力，以致造成恶性循环，愈演愈烈，使学习下降，精神和身体都受到损害。

生理、心理学家们经过多年的临床观察，一致认为在引起人们失眠的原因中，心理因素是最为重要的，人类的喜、怒、哀、乐、悲、恐、惊都可能使人失眠。中学生，生活丰富，情绪变化大，容易激动，很可能因为考试的紧张，球赛的兴奋，身体的不适等原因，不同程度地尝到失眠的滋味，对此不要惊慌和恐惧，更不必背上沉重的包袱。这种偶尔的失眠，是人的正常生理现象，它会随着以上原因的消除而自然恢复。人所必需的睡眠时间，没有一个统一的规定的标准。一般来说，中学生每天有 8 小时睡眠即可。睡眠好坏不单看时间多少，更重要的是看睡得是否深沉，睡眠作用是否达到。睡眠的作用不只是解除疲劳，还有储存能量，使精力更加旺盛的积极意义。睡醒后头脑清新，精神愉快，饮食正常，精力充沛，就可以说睡眠情况良好。对于经常性的失眠，应进行分析。

引起失眠的原因是多方面的。白天学习太繁重，白天用脑过多，到了晚上就会因脑细胞过于疲劳而不易入睡。还有的学生因心情激动，被愤怒、恐惧、悲伤、痛苦、喜悦等情绪缠绕着，也会失眠，因为情绪与人形影不离，所以情绪对睡眠的影响更直接。情绪不仅影响大脑皮层的神经过程，而且与骨骼肌的紧张度密切相关：当情绪安定时，肌肉紧张度降低；当情绪激动时，肌肉紧张度升高。近年来，神经生理学者们研究证明，失眠与骨骼肌没有放松有关系，当骨骼肌处于紧张状态时，必然会向大脑皮层输送冲动的信号，使皮层处于兴奋状态，同时，大脑皮层要对所接受的冲动作应答，使肌肉又紧张起来，这样，睡眠就很难实现了。

按照以往的传统认识，以为解决入睡问题只要着手解决心理因素即可，实则不然，解决神经因素而不放松骨骼肌，依然不能入眠。只有使骨骼肌充分放松，肌肉得到休息，中枢神经才能得以真正的安静。

下面介绍一套就寝前做的放松肌肉的练习，只要一个动作一个动作地练习，并持之以恒，一定能解除失眠的痛苦，实现快速入眠。

练习的具体做法与要求：

（1）立正，两臂前平举。第一步：深吸气最后屏息，两臂尽量伸直，双手握拳，使肌肉紧张起来，口中数数直到两臂颤抖，默念："紧张起来了"。第二步：呼气，上体前倾，下垂双臂来回摆动，肌肉放松，默念："放松了"。

（2）立正，两臂屈肘侧平举，双手握拳于脚前。第一步：双臂、肩带及面部肌肉紧张，默念："紧张起来了"。第二步：同上。

（3）提踵站立，双臂上举，双手相握。第一步：深呼气，全身肌肉紧张，数数，直到肌肉颤抖，默念："紧张起来了"。第二步：呼气，深蹲，头自然前倾，双臂放松，默念："放松了"。

（4）坐姿，双手置于膝上。第一步：深吸气，双手用力压大腿，双脚用力压地面，肌肉紧张，数数，直到肌肉颤抖，默念："紧张起来了"。第二步：呼气，放松，默念："放松了"。

（5）仰卧，屈髋，屈膝，大腿靠向腹部，双手抱膝。第一步：吸气，抬头，肌肉紧张，数数，直到肌肉颤抖，默念："紧张起来了"。第二步：呼气，放松，放下两腿伸直身体，充分体会肌肉疲劳后放松的愉悦感，默念："放松了"。

# 第六章
# 运动性疲劳的产生及消除

运动持续一段时间之后，人体的工作能力及身体机能就会产生暂时降低的现象，这种现象称为运动性疲劳。运动性疲劳生理学上定义："机体生理过程不能持续其机能在一个特定水平上或不能维持预定的运动强度。"运动性疲劳使人体的工作能力及身体机能下降，经过一段时间休息和及时采取消除疲劳的有效措施，人体的工作能力及身体机能就能很快得到恢复。所以，运动性疲劳是一种暂时的生理现象，对人体是一种保护性抑制。运动性疲劳出现后，只要不使疲劳积累而产生过度疲劳，它并不会损害人体的身体健康和影响运动训练，反而通过疲劳的产生及恢复和不断强化的练习，使人体的机能及运动能力达到超量恢复，更有利于运动水平的不断提高。

## 一、运动性疲劳发生的部位

运动性疲劳根据发生的部位可分为中枢疲劳和外周疲劳两大类。中枢疲劳是自脑至脊髓所产生的疲劳，即由于运动神经中枢紊乱，造成运动神经兴奋性下降。外周疲劳是运动神经以下部位所产生的疲劳，即主要表现为肌肉疲劳、肌力下降等。

## 二、运动性疲劳产生的原因

学者在不同时期为阐明运动性疲劳提出过不同的理论,如 20 世纪 80 年代"突变理论"就是在大量的研究成果上提出的。因此,比过去仅从能源物质的耗竭和代谢产物的堆积等某一方面来解释运动性疲劳更进了一步,但都还停留在假说的阶段。归纳起来,各国学者共提出过五种假说。

**1. 衰竭学说**

长时间运动使血糖浓度下降,补充糖分后工作能力有一定程度的提高。因此,认为运动性疲劳产生的原因是体内能源物质的耗尽。

**2. 堵塞学说**

认为运动性疲劳的产生是由于某些产物在肌肉组织中堆积造成的,即乳酸、二氧化碳和酮酸在体内积累过多,其中主要是乳酸堆积。

**3. 内环境稳定性失调学说**

运动到一定程度时,人体内血液 pH 值下降、细胞外液水分及离子浓度发生变化、血浆渗透压改变等,造成机体内环境稳定性失调,从而产生运动性疲劳。

**4. 保护性抑制学说**

认为运动时大量冲动使皮质相应的细胞、神经细胞长期兴奋,导致"消耗"增多,为了避免进一步消耗,当消耗到一定程度时便产生保护性抑制。

**5. 突变学说**

运动性疲劳的发展,一般是在能量消耗和兴奋性明显衰减过程中所存在的一个必然的能力下降阶段,以避免能量储备进一步下降,保护机体免于衰竭，以疲劳的形式表现出来。这一学说将兴奋性和能量消耗综合在一起来认识疲劳的发展，是最近提出的一种新的运动性疲劳学说。

## 三、判断运动性疲劳的简易方法

判断运动性疲劳的出现及其程度，对科学地锻炼身体，增强体质和合理地安排体育教学、运动训练及提高运动成绩都有着重要的意义。由于运动性疲劳产生的原因是复杂的，是受多方面因素影响的，所以判断和评定运动性疲劳的方法有很多，但一般可根据自己的主观感觉来进行综合判断和评定，如疲劳时出现疲乏、头晕、心悸、恶心、面色苍白、眼神无光、呼吸表浅、反应迟钝、注意力不集中、运动能力下降等。

## 四、运动性疲劳的消除

为了使运动中所消耗物质尽快得到补充，各器官系统下降了的机能尽快恢复，以及运动中所产生的代谢产物尽快消除，不致使因疲劳积累而造成过度疲劳，一般可采用下述消除运动性疲劳的方法。

### （一）整理活动

整理活动是消除疲劳、促进体力恢复的一种有效措施。运动后做整理活动，可使心血管系统、呼吸系统仍保持在较高水平，有利于偿还运动时所欠的氧债，使生理机能水平逐渐恢复到一定的水平上。

整理活动包括慢跑、呼吸体操及各肌群的伸展练习，尤其是运动后做伸展练习，可消除肌肉痉挛，改善肌肉血液循环，减轻肌肉酸胀和僵硬程度，消除局部疲劳。

## （二）睡眠

睡眠是消除疲劳、恢复体力的最好方法之一。睡眠时大脑皮层的兴奋度降低，体内分解代谢处于最低水平，而合成代谢则相对较高，有利于体内能量的蓄积。因此，每天应保证充足的睡眠时间，中学生一般每天不少于 8 小时睡眠。大运动量训练和比赛期间，睡眠时间应适当延长，如果条件允许也应安排一定时间的午睡（0.5～2 小时）。

## （三）营养

运动时所消耗的物质要靠饮食中的营养物质来补充，运动训练和比赛后，合理营养有助于体力恢复和运动性疲劳的消除。因此，运动后应根据运动项目的特点补充足够的糖、蛋白质、维生素 C、维生素 $B_1$、维生素 $B_2$、维生素 $B_6$、维生素 E、无机盐、钠、磷、铁和水等。

## （四）按摩

按摩是消除运动性疲劳的重要手段。它可改善局部或全身血液循环的状况，促进代谢产物的消除，减轻肌肉的酸痛和僵硬，提高肌肉的收缩力，改善关节的灵活性。按摩有人工按摩、机械按摩、水力按摩和气压按摩四种，其中人工按摩是常用的消除疲劳的手段，具有良好的效果。可根据中学生承受运动负荷的部位，进行局部或全身手法按摩。有条件的同学也可采用有振动的机械按摩和脉冲水力按摩及气压按摩，这对放松肌肉、消除肌肉酸痛和恢复体力也有较好作用。

## （五）水浴疗法

物理疗法消除运动性疲劳的种类较多。训练和比赛后采用局部热敷和温水浴是一种最简单易行的消除疲劳的手段。它能促进血液循环，加强新陈代谢，减少肌肉中酸性代谢产物的堆积，放松肌肉和消除肌肉僵硬、紧张及酸痛。热敷的温度以 47~48 ℃为宜，时间约 10 分。温水浴的水温一般以 40 ℃为宜，每次时间控制在 15~20 分。还可根据运动性疲劳的程度和条件，采用光疗、蜡疗、电疗、蒸气浴、干燥空气浴等恢复手段，这些手段也可促进血液循环，加速疲劳的消除和机能恢复。

## （六）心理恢复法

运动性疲劳在人体中除有躯体性疲劳外，还有心理性疲劳。因此，运动性疲劳后采用心理调整、自我暗示、放松训练和气功等心理恢复手段，能调节大脑皮层的机能，减轻紧张情绪，放松肌肉等，对消除运动性疲劳有良好的效果。